擒"狼"化"蝶"焕新颜
——系统性红斑狼疮患者手册

主编 陈薇薇 张 娜
主审 苏 晓

上海科学技术出版社

图书在版编目（CIP）数据

擒"狼"化"蝶"焕新颜：系统性红斑狼疮患者手册 / 陈薇薇，张娜主编. -- 上海 : 上海科学技术出版社, 2025.6. -- ISBN 978-7-5478-7192-8

Ⅰ. R593.24-62

中国国家版本馆CIP数据核字第202517ND23号

擒"狼"化"蝶"焕新颜
——系统性红斑狼疮患者手册

主编 陈薇薇 张 娜
主审 苏 晓

上海世纪出版（集团）有限公司 出版、发行
上 海 科 学 技 术 出 版 社
（上海市闵行区号景路159弄A座9F-10F）
邮政编码201101 www.sstp.cn
常熟高专印刷有限公司印刷
开本 889×1194 1/32 印张 4.375
字数：100千字
2025年6月第1版 2025年6月第1次印刷
ISBN 978-7-5478-7192-8/R·3290
定价：48.00元

本书如有缺页、错装或坏损等严重质量问题，请向工厂联系调换

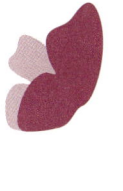

内容提要

本书由上海市中医医院风湿病科团队倾情撰写,是一本以系统性红斑狼疮疾病临床科普为主的宣教书。全书以系统性红斑狼疮患者日常就诊中关心的问题为主要内容,并以通俗易懂的语言从中西医角度对疾病概念、易感人群、临床常见症状、病因、诊断等相关知识,以及疾病中西医治疗、狼疮与妊娠、疾病预后及日常调护等多方面进行详实介绍,对狼疮"蝶友"们日常就医或生活中出现的疑惑做了细致的解答。

本书对系统性红斑狼疮患者的日常疑问答疑解惑,不仅能帮助狼疮患者及家属了解系统性红斑狼疮疾病及患者病情状况,还有助于科学指导患者自我管理。本书可供系统性红斑狼疮患者及其家属,以及关注身心健康知识的大众人群参考阅读。

编委会名单

主 编

陈薇薇　张　娜

主 审

苏　晓

副主编

夏　嘉　黄慧萍　孙蓓蓓　常靖升　朱博玉　徐　俊

编　委
（以姓氏笔画为序）

朱博玉　孙蓓蓓　张　娜　陈薇薇　夏　嘉　钱　颖
徐　俊　黄慧萍　常靖升

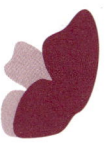

前 言

随着科技的发展,人们获取疾病知识的途径越来越多,尤其随着各大网络平台纷纷开展的"医疗"科普,方便了患者的同时,也导致医学科普乱象丛生现象的存在。为了让系统性红斑狼疮患者对本病有正确、系统、科学的了解,为了促进中医药健康科普与文化传播,提高公众对中医中药的获得感,本书以通俗易懂的文字,从中西医角度对系统性红斑狼疮相关知识进行科普介绍,对患者的用药疑惑及注意事项进行宣教,普及中医药的治疗优势。

系统性红斑狼疮是一种以慢性炎症为主导的自身免疫病,我国患病率为 $30\sim70/10$ 万,约有 100 万患者。该病病程以病情缓解和急性发作交替出现为特点,病程长,易累及多系统、多脏器,疾病完全缓解率偏低,严重者危及生命。系统性红斑狼疮的病程及治疗是一个长期、反复的过程,为了使基层医生、患者及家属更好更全面地认识这一疾病,做到早诊断、早治疗、定期随访、坚持治疗、科学防治，本书用简洁、通俗的语言，对系统性红斑狼疮从疾病介绍、发病特点、临床症状、病因、诊断、中西医常规治疗、狼疮妊娠、疾病预后、日常生活调护等多方面对常见问题进行深入浅出的科学解答。

本书作为系统性红斑狼疮疾病的科普读物，由上海市中医医院风湿病科医护共同编写，一方面满足狼疮患者迫切了解疾病的需求，指导患者正确就诊、如何就医、随访须知等；另一方面以科学的生活方式指导患者日常调护，对狼疮患者的日常吃穿住行给予指导意见。相信医患共同携手，一定能给系统性红斑狼疮患者带来更大的福音，提高生活质量！

编者

2025 年 2 月

目录

第一章 系统性红斑狼疮究竟是什么病,为什么会"找"上我 001

- 001 自身免疫病是什么病 003
- 002 系统性红斑狼疮真是"虎狼之病"吗 004
- 003 系统性红斑狼疮自古就有吗 005
- 004 系统性红斑狼疮能预防吗 006
- 005 为什么系统性红斑狼疮"偏爱"年轻女性 007
- 006 系统性红斑狼疮会遗传吗 008
- 007 系统性红斑狼疮会传染吗 008

第二章 系统性红斑狼疮有哪些症状 011

- 008 出现哪些不适症状时,需警惕是早期系统性红斑狼疮的信号 013
- 009 皮肤有红斑皮疹就是皮肤病吗,出现什么样的皮肤红斑要当心是系统性红斑狼疮 014
- 010 红斑会褪吗,会留瘢痕吗 014
- 011 多年的冻疮竟然是系统性红斑狼疮的红斑 015
- 012 从小我的脸就红扑扑的,难道不是因为我血色好 015
- 013 脱发,不仅影响美观,还可能是系统性红斑狼疮的征兆 016
- 014 反复口腔溃疡,就是上火了吗 017

015	贫血多年，居然是系统性红斑狼疮	018
016	关节痛不是关节炎吗，怎么会是系统性红斑狼疮	019
017	没有红斑，也会是系统性红斑狼疮	020
018	您知道系统性红斑狼疮为什么冠以"系统性"吗	021
019	肺间质病变可能是系统性红斑狼疮疾病继发	022
020	肺动脉高压与系统性红斑狼疮	023
021	不明原因的腹痛、腹泻，可能是系统性红斑狼疮在"作怪"	025
022	尿检有白细胞，不是尿路感染吗	026
023	白细胞减少除了可能是血液病，还有可能是系统性红斑狼疮	027
024	系统性红斑狼疮会累及神经吗，有哪些表现	029
025	狼疮性肾炎和系统性红斑狼疮是同一种疾病吗	030
026	成人和儿童发病的系统性红斑狼疮各有什么特点	030

第三章 03 我是系统性红斑狼疮患者吗，要做哪些检查　　033

027	何时该怀疑得了系统性红斑狼疮	035
028	我有一些抗体呈阳性，那就是得了系统性红斑狼疮吗	036
029	确诊系统性红斑狼疮还需要完善哪些检查	037
030	系统性红斑狼疮为何容易误诊、漏诊	038
031	系统性红斑狼疮会与其他风湿病同时存在吗	038
032	系统性红斑狼疮患者出现发热是疾病活动了吗	039
033	系统性红斑狼疮患者有贫血或者血小板（白细胞）减少，该找风湿科还是血液科，要做骨髓穿刺吗	039
034	系统性红斑狼疮引起的肾脏累及和肾病有何不同	040

035	小便有泡沫就是有蛋白尿吗	041
036	24小时尿蛋白定量检查如何留尿	041
037	我有蛋白尿,可以不做肾脏活检吗	042
038	出现哪些表现意味着狼疮"活动"了	042
039	我关节疼痛,类风湿因子阳性,是得了什么病	043
040	我什么症状都没有,算不算狼疮稳定了	044
041	如何判断我现在的病情是否严重	044
042	系统性红斑狼疮还会并发哪些疾病	045
043	系统性红斑狼疮患者该做哪些化验	046
044	系统性红斑狼疮患者该做哪些检查	046
045	系统性红斑狼疮患者为什么要做全身检查	046
046	系统性红斑狼疮患者为什么要经常抽血化验	047
047	每次抽血后我都会心慌、头晕,抽血会导致贫血吗	048

第四章 04 什么原因可以导致系统性红斑狼疮的发病　051

048	导致系统性红斑狼疮发病的原因有哪些	053
049	哪些药物会诱发或加重系统性红斑狼疮	053
050	染发也能诱发系统性红斑狼疮发病吗	054
051	化妆也会诱发系统性红斑狼疮发病吗	055
052	系统性红斑狼疮患者是哪里虚吗	055
053	从中医角度讲,系统性红斑狼疮是如何发病的	056
054	搭搭我的脉,看看是哪里出了问题	057
055	我一直乖乖吃药,为什么还会复发	057

第五章 05 系统性红斑狼疮该如何治疗　　059

- 056　系统性红斑狼疮治疗到什么程度才算达到控制了　　061
- 057　治疗系统性红斑狼疮的药物有哪些　　062
- 058　治疗系统性红斑狼疮的糖皮质激素有好几种，该如何选择应用　　064
- 059　治疗系统性红斑狼疮，可以不吃激素吗　　065
- 060　吃了激素，是不是再也撤减不掉了　　066
- 061　激素该什么时候吃　　067
- 062　激素该怎么减量　　068
- 063　每次激素减到2粒以下就会反弹，我打算终身服药　　070
- 064　激素的毒副作用好多，能预防吗　　071
- 065　吃了激素，为何要补钙　　073
- 066　吃了钙片，还需要吃骨化醇吗　　074
- 067　吃了钙片容易导致结石吗　　076
- 068　吃了激素，需要补钾吗　　077
- 069　有什么食物可以补钾　　078
- 070　儿童吃了激素，会影响发育吗　　078
- 071　医生为什么给我用化疗药治疗系统性红斑狼疮　　079
- 072　什么是免疫抑制剂　　080
- 073　为何要使用免疫抑制剂　　081
- 074　常用免疫抑制剂的毒副反应有哪些　　081
- 075　有什么最新的药物治疗系统性红斑狼疮　　083
- 076　生物制剂的用途是什么　　084
- 077　常见的生物制剂有哪些，什么样的患者需要用生物制剂　　086

078	如果使用生物制剂，疗程需要多久	087
079	系统性红斑狼疮患者使用这么多药，需要用保肝药吗	087
080	为什么系统性红斑狼疮患者容易感冒	089
081	得过带状疱疹的人是不是不会再感染	090
082	得了系统性红斑狼疮能接种疫苗吗	092
083	我都没什么症状了，是不是可以停药了	092
084	系统性红斑狼疮患者如何做好自我管理	093
085	中医如何治疗系统性红斑狼疮	093
086	中医治疗系统性红斑狼疮的优势有哪些	094
087	系统性红斑狼疮可以单纯用中药治疗吗	095
088	自己煎煮中药和代煎中药在药效上有差别吗	095
089	中药和西药治疗系统性红斑狼疮哪个效果更好	096
090	患者服用中药治疗系统性红斑狼疮时要忌口吗	097
091	患者服用中药治疗系统性红斑狼疮，要吃一辈子药吗	098
092	什么时间喝中药合适	099
093	中药和西药需间隔多久服用	099
094	可以用中医外治法辅助治疗系统性红斑狼疮吗	100

第六章 06 当系统性红斑狼疮与妊娠相遇　　103

095	系统性红斑狼疮患者可以怀孕吗	105
096	系统性红斑狼疮患者何时备孕是最佳时机	106
097	系统性红斑狼疮患者怀孕期间，还能服用西药治疗吗	107
098	怀孕会加重系统性红斑狼疮病情吗	108
099	系统性红斑狼疮患者妊娠失败的危险因素有哪些	109
100	系统性红斑狼疮患者妊娠期间的随诊须知有哪些	110

| 101 | 系统性红斑狼疮患者出现什么情况时必须终止妊娠 | 111 |
| 102 | 系统性红斑狼疮患者可以哺乳吗 | 111 |

第七章 07 系统性红斑狼疮日常生活须知及预后　　113

103	系统性红斑狼疮患者可以进补吗	115
104	系统性红斑狼疮患者可以服用膏方吗	115
105	系统性红斑狼疮患者在饮食上该怎么注意	116
106	系统性红斑狼疮患者在日常生活中有什么需要特别注意的	117
107	系统性红斑狼疮患者可以饮用茶饮吗	118
108	系统性红斑狼疮患者可以使用护肤品或化妆吗	119
109	系统性红斑狼疮可以治愈吗	119
110	系统性红斑狼疮预后好坏与哪些因素有关	120

参考文献　　122

附图　系统性红斑狼疮常见临床症状　　125

第一章

**系统性红斑狼疮究竟是什么病，
为什么会"找"上我**

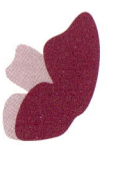

亲爱的患者,也许您刚刚与系统性红斑狼疮相遇,
也许您正经历着系统性红斑狼疮疾病带来的苦恼,
也许您的免疫系统与系统性红斑狼疮正处于势均力敌状态,
疑惑、恐惧、担忧影响着您的日常心情。
系统性红斑狼疮并非无药可控,请您树立战胜疾病的信心,
我们将与您一起携手同行!

俗话说："人食五谷，孰能无疾会生百病。"人不是神仙，要吃五谷杂粮，得病是很正常的事情。对于生活中出现的一些常见症状，人们有时自己就知道该找什么科室看病：头脑、心脏不舒服，该看心脑血管科；感冒发热咳嗽了，该去看急诊或呼吸科；胃肠道症状，该找消化科医生；颈、肩、腰不舒服，要看骨科；皮肤出现了皮疹、水疱，先去看皮肤科……那么，系统性红斑狼疮（简称"红斑狼疮"或"狼疮"）是身体哪个部位的疾病？红斑是要看皮肤科吗？狼疮也是一种皮肤疮疡吗？系统性是什么意思？其实，系统性红斑狼疮属于一种自身免疫病，由于自身免疫病发病率低于常见其他内科系统疾病，从病名来看，让人浮想联翩。"我还这么年轻，平时身体挺好的，怎么就得了红斑狼疮？不是应该随着年龄越来越大，越容易生病吗，为什么很多系统性红斑狼疮患者都是年轻人？""得了这个病还能结婚生子吗？会遗传给孩子吗？会不会传染给一起生活的家人？"临床中我们经常遇到"愤愤不平"的狼疮患者，她们或是正值芳华的青少年，美好的青春才刚刚开始；或是青中年女士，正是工作岗位或家庭生活中的支柱。为什么系统性红斑狼疮会"找"上风华正茂的她们？

001　自身免疫病是什么病

"免疫"是免于疫病的意思。经过了新冠病毒感染，我们领教了病毒的传播力和致病力，深刻体会到免疫力的重要性。人体的免疫系统可以防止外界病原体入侵，或清除已经入侵人体的病原体和其他有害物质，通过自身免疫调节，达到免疫系统内环境的稳定状态，保证人体各项功能正常。如果把正常免疫系统比作守护健康的"天使"，那么它日常"监视"着人体健康状况，一旦发现异常情况，就会"干掉"破坏人体平衡的"恶魔"（病原体和其他有害物质）。但是人体的免疫力并不是越强越好，正如水能载舟，亦能覆舟。如果在遗传、环境等因素的作用下，发生了免疫系统过度激活，"天使"过度膨胀，敌我不分地错误攻击自身正常组织和细胞，继而导致组织、器官损伤，就会产生自身免疫病。自身免疫病属于风湿免疫性疾病，并不是大家普遍以为的免疫力低下的疾病。而系统性红斑狼疮则是公认的自身免疫病的代表。

002 系统性红斑狼疮真是"虎狼之病"吗

系统性红斑狼疮属于一种自身免疫病，是因为自身或外界各种诱因导致体内免疫功能紊乱，不能正确识别自身组织器官，而对其进行攻击，导致身体多个系统受累。从病名看："系统性"说明了本病可以累及机体多脏器、多组织；"红斑狼疮"是因为最初对本病的认识是"貌似被狼咬过的皮肤病"，后来发现本病除了有皮肤红斑表现，还会出现关节炎、淋巴结肿大、肾脏病变、肺和心脏受损等多系统受累，所以将本病命名为"系统性红斑狼疮"，让大家认识到本病不仅仅是皮肤病。系统性红斑狼疮有以下几点特征：①系统性红斑狼疮是一种自身免疫病。②由于机体免疫功能紊乱，血液中存在多种自身抗体攻击不同的系统、组织。③系统累及：临床上可出现各个系统和脏器损伤的表现，可引起皮肤、关节、骨骼、浆膜、心脏、肾脏、神经系统、血液系统等多系统损害。④病因不明，病情呈反复发作与缓解交替过程。

狼疮患者应当了解这个疾病的特征：虽不能痊愈，但并不是无药可控。这样才能在今后的治疗中减少恐慌，积极面对。

003　系统性红斑狼疮自古就有吗

临床中寻求中医治疗的狼疮患者在其病史、处方中会看到"痹证""红蝴蝶疮""水肿证""阴阳毒""蝶疮流注"等中医诊断。他们常常不解地询问这些拗口的中医术语究竟是什么意思："中医古籍中有没有关于红斑狼疮的记录？现代中医依据什么古籍对本病进行治疗的？"

关于系统性红斑狼疮，中医古籍中有许多相关症状或疾病的描述，如"痹证""赤丹""温毒发斑""日晒疮""肾着证""水肿证""阴阳毒"，等等。古代医家注意到一些散在的、富有特征性的症状与如今的系统性红斑狼疮的部分表现（如关节痛、红斑、蛋白尿、狼疮性肾炎）非常相似，从不同角度形象地描写和概括了系统性红斑狼疮的部分临床表现，反映了系统性红斑狼疮的复杂化和多样性。

随着历代医家将中医古籍与现代研究应用相结合，系统性红斑狼疮的中医药诊治逐渐形成系统的诊疗方案。我国1997年颁布的国家标准《中医临床诊疗术语》将系统性红斑狼疮统一命名为"蝶疮流注"。蝶疮流注形象地概括了该病的临床表现及多系统累及的特征，以蝶斑疮毒流窜结注，损害多个脏器及皮肤与关节所致，临床以发热、蝶形红斑及全身受害脏器症状为主要表现的疾病。2012年国家中医药管理局将系统性红斑狼疮的中医病名统一为"阴阳毒"。"阴阳毒"出自《金匮要略·百合狐惑阴阳毒病脉证治》："阳毒之为病，面赤斑斑如锦纹，咽喉痛，吐脓血。五日可治，七日不可治，升麻鳖甲汤主之。阴毒之为病，面目青，身痛如被杖，咽喉痛。五日可治，七日不可治，升麻鳖甲汤去雄黄、蜀椒主之。"这段文字描述了面部红斑、咽喉痛、身体疼痛等症状，较符合系统性红斑狼疮的部分特征。

系统性红斑狼疮的中医相关病名和症状的记载源远流长，现代医家的研究总结使之发挥了更为重要的作用。但中医古籍中的每一个名称都很难囊括系统性红斑狼疮的复杂症状、特点和全貌。目前，我们一般将"蝶疮流注""阴阳毒"对应为系统性红斑狼疮的中医诊断名称。其实，也可灵活地根据狼疮患者具体的临床表现给出对应的中医诊断。临床症状以皮肤红斑为主的称为"红蝴蝶疮"，以关节肌肉疼痛为主的称为"痹病""周痹"，以血液系统症状为主的称为"血痹"，累及肺脏的称为"肺痹"，以肾炎为主的称为"肾痹"，多重表现的只能去次留主……我们不必拘泥于本病被诊断为哪个中医病名，本病的西医诊断名也并不全面，只能说系统性红斑狼疮临床症状太复杂。名称而已，不可能尽善尽美，重要的是定性、定位、定期，再根据具体的病证给出适合的中西医治疗。

004 系统性红斑狼疮能预防吗

经常有患者焦虑地询问："我得了系统性红斑狼疮，该如何防止我的孩子也得这个病呢？"其实，系统性红斑狼疮虽然有遗传倾向，但又不是绝对的遗传病。狼疮患者可以细心观察有血缘关系的亲属的相关表现，每年体检时定期检查相关免疫指标，动态观察自身症状和自身抗体的变化；平时多注意劳逸结合，避免紫外线过度照射等诱发狼疮；对于自身没有家族系统性红斑狼疮病史的人群，当您出现反复发热、乏力、脱发、口腔溃疡等症状，又排除了其他内科疾病，查不出原因时，请及时就诊风湿免疫科；因为系统性红斑狼疮不典型发病的患者常常以发热、乏力等一般症状为临床表现，应及时就诊，早期诊断。临床上很多患者在没有特征性皮肤红斑出现之前，往往不会首诊风湿免疫科，或因出现皮肤红斑就诊于皮肤科，直到使用常规对症治疗药物效果不佳才转诊风湿免疫科。

系统性红斑狼疮的临床表现多种多样，诊治误区多，多源于患者缺乏对疾病的全面认识。希望通过本书对系统性红斑狼疮各个方面的介绍，能给狼疮患者或正在就医迷茫的患者提供帮助。

005 为什么系统性红斑狼疮"偏爱"年轻女性

正如许多患者的哭诉：为何偏偏是我？系统性红斑狼疮"偏爱"年轻女性是事实。系统性红斑狼疮发病人群具有两大特点：一是年纪轻，二是女性多。本病患者女性多于男性，年轻人多于老年人。据统计，在我国，系统性红斑狼疮多见于15～45岁人群，平均发病年龄为30.7岁，其中年龄＜18岁的患者占4%，18～40岁者占79%；这就出现了系统性红斑狼疮患者年轻人偏多的现象。此外，婴幼儿、男性、老年人也可发生此疾病，只是发生的概率较小。系统性红斑狼疮常见于青中年女性，育龄期女性更是多见。育龄期，顾名思义就是从可以怀孕开始，到不能怀孕为止，即能够生育的时间。一般指从少女发育完起，到绝经为止，即妇女15～50岁的时期。育龄期女性的患病率较同年龄段男性高8～13倍，但青春期前和绝经后女性的患病率仅略高于男性，说明性激素与系统性红斑狼疮的发生有关。正是由于育龄期女性体内性激素高于其他年龄段，高于男性，故而系统性红斑狼疮"偏爱"年轻女性。而且女性在妊娠期和哺乳期，雌激素水平升高、雄激素水平降低，常会诱发疾病或使病情波动；系统性红斑狼疮患者口服含有雌激素的避孕药，或因月经不调而使用雌激素替代治疗，皆有可能使系统性红斑狼疮的发病风险增加或病情活动，需慎重。

风湿免疫科门诊及病房有一大亮点：这里聚集了很多有着思辨头脑、行动自如的美女患者。男性患者只是万花丛中一点绿。不仅如此，许多狼疮患者还聪明能干，在学校、职场、家庭中出类拔萃，我们也曾经感慨她们的不幸。万幸的是，风湿免疫学在发展，风湿免疫科的医疗力量在变强，治疗也越来越规范，很多狼疮患者经过专科治疗，病情得到改善，甚至缓解，在校园、职场再放异彩，毫不逊色。

006　系统性红斑狼疮会遗传吗

系统性红斑狼疮有一定的遗传倾向，但不是绝对的遗传病。临床中有部分育龄期女性既渴望拥有自己健康的孩子，又担忧自身的狼疮疾病会遗传给孩子，从而陷入无限的纠结而影响正常生活。据统计，我国 4.2% 的系统性红斑狼疮患者有风湿免疫病家族史，这说明遗传和系统性红斑狼疮的发生是有关系的。不过在临床上我们也经常能够看到，狼疮患者的子女并没有遗传狼疮。实际上系统性红斑狼疮的发病，是包括感染、机体内分泌和环境因素在内的多种综合因素作用的结果，并不是仅有遗传因素。系统性红斑狼疮有遗传倾向性，但是遗传的概率并不是很大。随着风湿免疫学的发展和医疗水平的提高，病情稳定的系统性红斑狼疮患者在专科的规律治疗及随访下，顺利怀孕并诞下健康宝宝并不是梦想。

007　系统性红斑狼疮会传染吗

部分系统性红斑狼疮患者虽有面部或周身大面积红斑、皮疹，但这些红斑、皮疹其实不是"疮"，没有传染性，并不属于传染病。系统性红斑狼疮是一种由遗传因素、人体内性激素水平、某些环境因素（感染、日光、食物、药物）等多因素作用下诱发的免疫功能紊乱，属于自身免疫病，并不是细菌、病毒等病原体导致的传染病，自然也不会通过接触、呼吸道、消化道等传染。可以与系统性红斑狼疮患者正常交流交往，无需隔离消毒。

02

第二章

系统性红斑狼疮有哪些症状

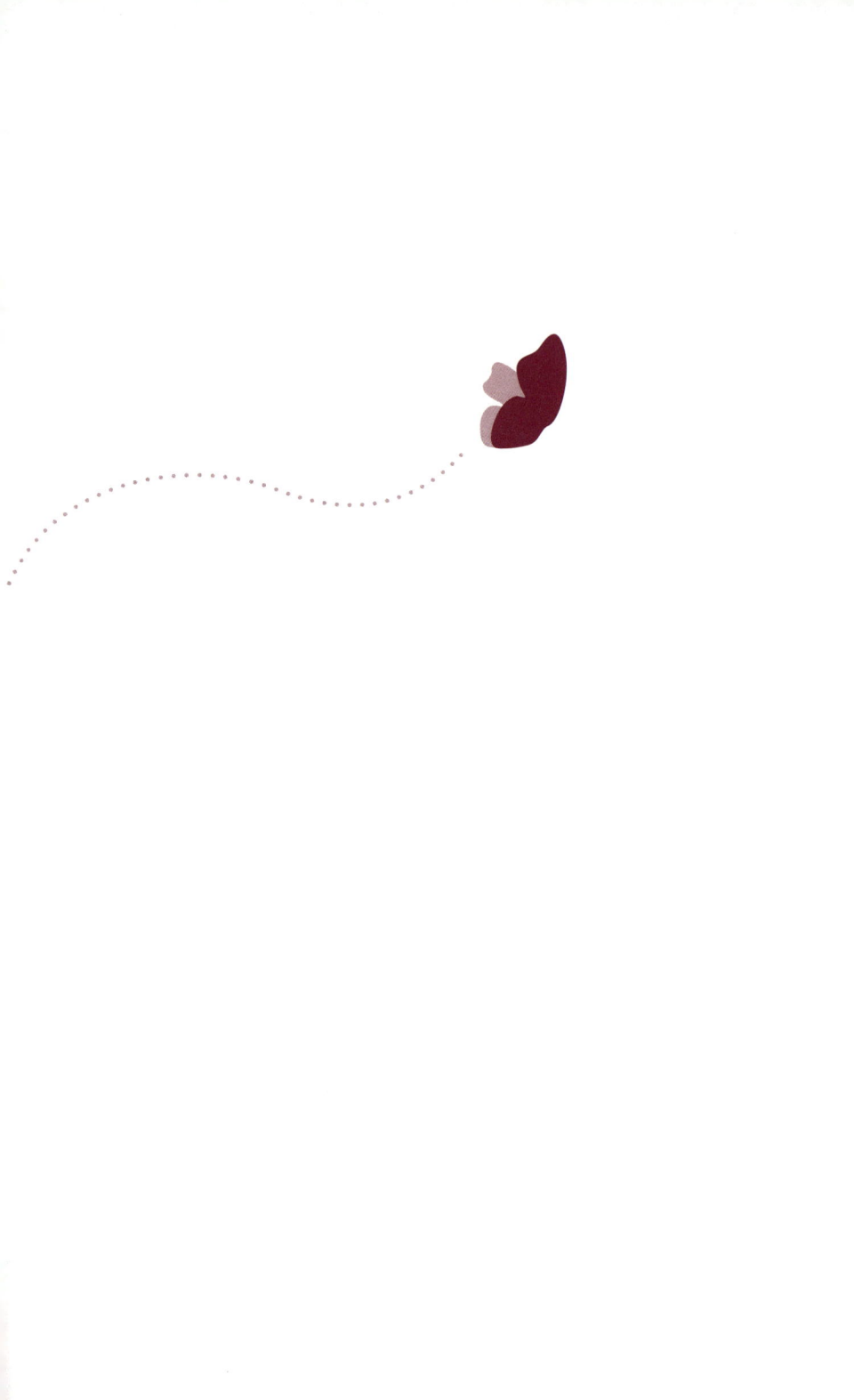

系统性红斑狼疮的临床症状多种多样，且各种表现之间貌似风马牛不相及，以致临床初诊的患者分散在各个科室。如有的患者出现皮疹红斑，日晒后更明显，可缓解；有的患者可能有长期脱发，或有长时间治疗不好的顽固性口腔溃疡、反复生殖器溃疡、关节疼痛、贫血、咳嗽、反复发热；严重者甚至出现胸腹水、胃肠道溃疡等。所以，有的患者去看皮肤科，有的患者去看口腔科，还有的患者去看呼吸科、血液科、妇科、消化科、外科……漏诊率非常高。有的患者在各科治疗一段时间仍不见好，甚至越治问题越多，几经周折才来到风湿科，严重延误了病情和治疗。那么出现哪些信号该警惕系统性红斑狼疮？系统性红斑狼疮可能会累及哪些身体器官？累及各个器官系统时又会出现哪些症状需要怀疑系统性红斑狼疮？

008 出现哪些不适症状时，需警惕是早期系统性红斑狼疮的信号

部分系统性红斑狼疮患者发病早期并没有典型的红斑等症状，而仅有其他疾病也会出现的非特异性的全身症状，如发热、乏力和体重减轻，患者误以为自己是感冒、累了、瘦了而已，未引起足够重视。其实发热通常是系统性红斑狼疮的首发症状，也是病情活动的常见临床表现之一。因此，当患者出现不明原因发热，在排除感染或肿瘤等原因后，需引起注意，警惕系统性红斑狼疮的可能。53.7%的系统性红斑狼疮患者以发热为早期症状；乏力和体重下降也不容轻视，是系统性红斑狼疮患者常见但容易被忽视的全身表现。要做个有心人，善于观察，如果出现皮肤红斑皮疹、紫癜、雷诺现象（因指/趾动脉痉挛而引起的皮肤苍白、发绀或潮红现象），或口腔溃疡，或脱发，或关节痛，或贫血，或咳嗽等症状，需要及时就诊风湿免疫科进行排查。

009 皮肤有红斑皮疹就是皮肤病吗，出现什么样的皮肤红斑要当心是系统性红斑狼疮

皮肤有红斑皮疹不一定都是皮肤病哦，也可能属于自身免疫病，80%～85%的系统性红斑狼疮患者有皮疹红斑。系统性红斑狼疮典型的皮肤红斑主要有以下2种。①蝶形红斑（附图1）：主要出现于面部、颊部或颧部位置，呈蝴蝶翅膀形状分布的水肿性红斑是系统性红斑狼疮特征性的改变，通常不累及鼻唇沟，但是可跨过鼻背且呈蝴蝶样，所以称蝶形红斑。②盘状红斑（附图2）：可分布于前额、鼻部或颧部位置，其他部位如手背、外耳道等也可出现，盘状红斑一般为硬红斑，边缘较清晰，周围略突出于中央部位，中央颜色较淡，表面覆盖鳞屑。其实还有许多非特异性红斑皮疹也是系统性红斑狼疮所致。比如手掌或足掌红斑、手指红斑、足趾红斑、指甲周围红斑、手背或下肢网状青紫、雷诺现象，甚至是冻疮样皮疹，自以为血色好、素来手心红、冻疮而已……因此，当您有反复出现的红斑皮疹时，需要到风湿免疫科排除系统性红斑狼疮。

010 红斑会褪吗，会留瘢痕吗

容貌改变是狼疮患者关注的重点。面部红斑是系统性红斑狼疮的常见皮肤表现，患者常常关心红斑能不能褪去，会不会留下瘢痕。大部分急性红斑如蝶形红斑、红疹，经积极治疗后，可以恢复如常，部分病程久或难治性的皮疹会慢慢转为暗红色或褐色。有一种盘状红斑，如盘子样，四周略突出于中央部位，中间凹陷，色淡白，好转后容易留有瘢痕。有些四肢末端的红斑或血管炎，若不能及时逆转，也可能发展成皮肤溃疡或指（趾）端坏死。因此，早期诊断、早期在专科规范治疗是及时阻

断免疫炎症对皮肤和周围组织破坏，保护皮肤和其他器官的有效方法。

011 多年的冻疮竟然是系统性红斑狼疮的红斑

曾有患者因为关节病来就诊。当医生问及到她手背上的皮肤红斑时，她稀松平常地说："这是冻疮，我从小就有。"当医生告诉她这就是系统性红斑狼疮的红斑时，她还将信将疑。原来她在幼年就已有系统性红斑狼疮的红斑，只是当初不认识。

冻疮患者的皮肤在遇到寒冷、潮湿或冷暖急变时，局部小动脉发生收缩，久之动脉血管麻痹而扩张，静脉淤血，局部血液循环不良而发病。冻疮在寒冷季节常较难快速治愈，要等天气转暖后才会逐渐愈合。因此，有的患者将手部、面部、耳郭的红斑（附图3）当成冻疮数年，每年冬天发，春天褪去，直到有一年到了夏天，红斑依然还有或者出现其他表现，才觉异常，顺藤摸瓜才确诊系统性红斑狼疮。

回头想想，冻疮其实早已"发出信号"，患者如果能早点识别，就可以早期治疗，更好地保护器官，减少并发症。

012 从小我的脸就红扑扑的，难道不是因为我血色好

中医讲究望、闻、问、切，西医讲究视、触、叩、听，不管中医，还是西医，都注重望诊（视诊）。也就是患者未开口，医生通过看（望），可以获取一些初步的信息来评估患者的状态、病情，进而知道从何问起（检查），甚至诊断疾病。而我们风湿科医师与患者交谈时，有个职业病，那就是喜欢看患者的脸，会自然而然地打量患者的面色，尤其颧部，我们对面部肤色很敏锐，哪怕常人以为健康或正常的红光满面或是红扑扑的

脸蛋，在风湿科医生眼里都是蛛丝马迹。患者会解释"我从小就是红脸蛋""我刚才有点着急，走快了""我脸红是戴口罩的关系"……我们会进一步询问患者："太阳晒后脸容易红吗？""回到阴凉环境下能否很快褪去？"其实有些患者的脸红很可能是光敏感或光过敏，这在系统性红斑狼疮中很常见。

光过敏是指经紫外线照射（如日晒）后，暴露部位的皮肤尤其是面部容易出现红斑、或大或小的皮疹或荨麻疹样皮疹，可伴有灼热、瘙痒、刺痛的感觉。光照时间越长、距离越近（海拔越高），皮肤病变越严重。大部分光过敏发生在光暴露后1～2周，持续时间数周至数月。曾经有一位患者就是在"非典"时期，因学校为了消毒开着紫外线灯，被误照后诱发了系统性红斑狼疮。因此，当日晒后出现各种皮肤红斑、皮疹现象未能及时消退时，应警惕为光敏感现象。尤其平时面色红润，日晒后红润异常，甚至有皮疹、刺痛等，还是要及时就诊于风湿免疫科，让专科医生来判断。

013 脱发，不仅影响美观，还可能是系统性红斑狼疮的征兆

脱发有很多原因，有遗传因素、激素分泌因素、压力因素、药物因素，也有疾病因素。脱发是系统性红斑狼疮普遍且有特征性的临床表现，但容易被忽视。而且脱发不限于头发脱落，还会殃及眉毛、睫毛及体毛。总的来说，系统性红斑狼疮导致的脱发可表现为瘢痕性脱发、弥漫性脱发和狼疮发3种类型。①瘢痕性脱发多见于盘状红斑，由于真皮内炎症反应较重且存在时间较长，盘状红斑可导致损害部位萎缩性瘢痕形成，毛囊破坏，引起瘢痕性脱发，可造成永久性斑片状脱发。头发脱落后，可见到角化过度、毛孔扩张等盘状红斑的征象（附图4）。②弥漫性脱发最常见，表现为梳理时头发大量脱落，甚至引起

广泛脱发，可持续超过 3 个月，又称为静止性脱发。③ "狼疮发"常出现在疾病活动期，表现为广泛性脱发，头发稀疏，头发脆性增加，失去光泽、枯黄和易折断，剩余的头发长几毫米至 3 厘米，呈不规则排列，无法与其他部分头发梳理在一起，以前额、顶部的头发尤为明显，看起来像削减过的发型（附图5）。有经验的风湿免疫科医师一眼就能认出"狼疮发"，非常典型。除了瘢痕性脱发，另外两种脱发经治疗，头发会慢慢长出来，不必过于担心，担心反而会加重脱发，要以控制疾病为先。

脱发影响美观，系统性红斑狼疮有损五脏六腑，若有不明原因脱发，尤其伴有头皮潮红、红斑、红疹、乏力、消瘦等，除了常见原因，别忘了去风湿免疫科排查系统性红斑狼疮。

014　反复口腔溃疡，就是上火了吗

常有人指着口角说"我口腔溃疡了"。其实口角干裂、嘴角红肿并非口腔溃疡，而是口角炎，多因营养不良、感染等多种因素所致。而口腔溃疡可发生于口腔黏膜的任何部位，口唇、口腔内侧颊黏膜、舌头（舌体、舌尖），甚至咽喉。溃疡呈圆形或椭圆形，边界清楚，周围黏膜红而微肿，中央凹陷，表面覆盖灰白或黄色假膜。有单发，也有多发。局部灼痛，也有无痛性。溃疡面积增大，数目增多，疼痛加重，影响进食和说话。口腔溃疡可以是单纯的溃疡，因进食辛辣食物、劳累、咬破所致。生活中加以调整即可，清淡饮食，作息规律等。口腔溃疡可以自愈，一般从发病到痊愈的周期为 7～15 日，愈合之后基本没有后遗症。若口腔溃疡反复发作，发作频率有一定规律性，2 个月或 3 个月发作 1 次，存在季节性的发作高峰期，则多与湿热、湿毒、心火、肝火、胃火、脾虚、气虚相关。口腔溃疡有实证，也有虚证，部分患者是劳累后所发，并非所有的口腔

溃疡都是火热毒，虚证患者用补益中药反而能改善。具体情况还需辨证治疗。现代医家在方中多会加用土茯苓健脾化湿解毒，有利于口腔溃疡的恢复。每月发作1次以上者属于高频发作，更有甚者溃疡此起彼伏，口无完膜，还会伴有发热或者其他症状，需要进一步排查药物、疾病因素。

系统性红斑狼疮和白塞综合征均常见口腔溃疡反复发作，尤其是后者还会伴有生殖器溃疡、结节性红斑、毛囊炎、眼红等症状。系统性红斑狼疮常伴有其他关节、皮肤、系统表现，溃疡大多疼痛不明显。不管是哪种疾病，都应当去正规医院请风湿免疫科医生根据症状和指标来排查。

015 贫血多年，居然是系统性红斑狼疮

系统性红斑狼疮表现多样，"千人千面"，每位患者都有独特的故事，都是生动的教科书，诊断之路有的顺当，有的一波三折。确诊的难易程度大多取决于首发症状是否一目了然，是否常见，有些症状或表现已经多年，却不明不白。贫血就是其中一种容易被忽视的表现。有些患者有贫血史多年，曾经积极治疗，觉得只要不是重症贫血，慢慢从生理和心理上就习惯并接受自己"贫血"的事实，很少怀疑会是其他疾病导致的继发性贫血，顶多加强食补，会吃些民间的食疗方（赤小豆、红枣）。检查也只是点到为止，听到骨髓穿刺，一脸惊恐，那就缓缓，贫血不加重，也就不了了之，更别说做风湿免疫指标检测。直到系统性红斑狼疮的其他特征性症状出现，比如关节痛、红斑，尔后由风湿科医生接手，询问病史，才发现原来系统性红斑狼疮已"潜伏"多年，贫血就是系统性红斑狼疮累及血液系统的早期表现，只是"无缘对面不相识"。风湿科接诊的新系统性红斑狼疮患者往往已是老病号。不过，单单贫血，症状确实

很轻，无力、头晕，尤其是轻度慢性贫血，患者大多没有感觉，可正常生活工作，仅体力稍差而已。这也是为何系统性红斑狼疮可以深藏多年的原因所在：症状轻且不典型。轻症治疗本就简单，定期监测即可。即使早期排查，兴许贫血早期确实只是贫血，免疫抗体还未"露出马脚"，只是在大家放松警惕后慢慢发展为"狼"（疮），悄悄破坏血液系统，还会破坏白细胞和血小板，甚至其他器官。有些患者确诊多年，但不知贫血和系统性红斑狼疮相关。如果毫无意识，还是各看各病，甚至将贫血抛诸脑后，未能规律随诊，将会错过系统性红斑狼疮的治疗时机。反之，若能知晓系统性红斑狼疮的多面性，全面了解贫血原因和性质，知道有一种贫血是系统性红斑狼疮所致，找对病因看对病，那么会少走很多弯路，保护的不仅是血液系统，可能还有心、肺、肾、脑等各器官，更是生命，提高的也不止于疗效，还有生活质量。

016 关节痛不是关节炎吗，怎么会是系统性红斑狼疮

提及关节炎，大家想到的是风湿病，比如类风湿关节炎、痛风性关节炎、骨质增生引起的骨关节炎，很少会有人将关节炎与系统性红斑狼疮联系起来，因为系统性红斑狼疮的病名往往让大家以为这个病是皮肤病。事实上，关节痛是系统性红斑狼疮的常见症状、首发症状。系统性红斑狼疮不能第一时间被诊断常常是因为临床表现不典型而延后诊断。但关节痛恰恰相反，不少患者因为关节痛而来风湿科，来之前并不了解系统性红斑狼疮，但大家知道关节痛是风湿病的症状，也算是稀里糊涂地走对科室。只要风湿科医生接手，那么就会针对关节痛，询问病史和伴随症状，搜集证据，补充检查和化验，对关节痛的相关疾病作鉴别诊断。关节痛也算是暴露系统性红斑狼疮的

最常见症状。而关节痛相对其他症状，病情相对轻，容易改善。如果没有累及器官和内脏，使用的药物少、剂量轻，疗程较短，预后较好。而且引起系统性红斑狼疮的关节炎为非侵蚀性，不像类风湿关节炎、强直性脊柱炎、银屑病性关节炎等容易破坏关节，因此关节不容易变形。不过也有极少数狼疮患者会出现一种特征性手部畸形，表现为掌指关节屈曲、尺侧偏移及半脱位、拇指指间关节过度伸展，乍一看，还以为是类风湿关节炎，其实大多没有活动性炎症，而是关节旁组织即关节囊、韧带和肌腱受累，出现韧带松弛和肌腱不平衡所致，属于软组织问题，而且拍片也没有骨破坏，是非侵蚀性关节炎，不似外形那么不堪，后果并不严重。不过关节的灵活度多少会受影响，可复位，被称为 Jaccoud 样关节病（附图 6）。

总的来说，关节痛在诸多系统性红斑狼疮症状中属于用药剂量小、容易改善的症状。此外，系统性红斑狼疮还有一种关节痛，也有晨僵、肿胀、类风湿关节炎或（和）抗环瓜氨酸肽抗体阳性，也会变形，这是系统性红斑狼疮合并类风湿关节炎的特殊类型，为重叠综合征。由于系统性红斑狼疮和类风湿关节炎都是自身免疫病，治疗原则相似，用药相通，可以同步治疗，因此不必过于担心多了一种疾病，需要多用一些药。

017 没有红斑，也会是系统性红斑狼疮

常有患者不懂就问："我没有红斑，怎么也是系统性红斑狼疮？""我只有蛋白尿，也是系统性红斑狼疮？"诸如此类没有红斑的患者不在少数。这类患者有两种可能：一是整个病程中没有红斑。二是发病和早期没有红斑，但在以后的病程中有红斑出现的可能。系统性红斑狼疮是个发作和缓解交替的疾病。各种表现不会都出现在一位狼疮患者身上，而且不同时期可能会

有不同的表现。有人红斑、有人贫血、有人口腔溃疡、有人胸闷、有人头痛、有人癫痫、有人脑梗死、有人腹痛、有人胸膜炎,这么多表现排列组合,就让系统性红斑狼疮有了"百变狼疮""千面狼疮"之称。只有清楚系统性红斑狼疮林林总总的表现和发展变化规律,在系统性红斑狼疮症状群中对号入座,就不会唯红斑论系统性红斑狼疮。

系统性红斑狼疮的本质是"血管炎",而血管又遍布我们全身,所以全身不同部位的"血管炎"可以出现完全不同的临床表现。"红斑"只是我们肉眼看得到的最常见的症状。但就不同的患者而言,红斑狼疮血管炎完全可能不累及皮肤,而累及其他脏器,如累及肾脏则表现为狼疮性肾炎,累及胃肠道则表现为胃肠道血管炎,累及中枢神经系统则表现为狼疮性脑病,等等。所以,没有红斑并不代表不是系统性红斑狼疮。人不可貌相,病不可以名思义。

当然,专业的事情交给专业的医生为妥,你可以找风湿科医生为你分析解读病情,制定个性化治疗和管理方案,最大化保证系统性红斑狼疮稳定。这是为何我们要让患者定期复查、筛查的原因。比如,尽管患者没有肾炎,我们也会让患者定期查尿常规。或者尽管患者当下心肺未受影响,我们也会让患者定期复查肺 CT 和心脏彩超。有些脏器损伤早期没有症状,只有通过早期筛查、早期发现,才能及时将病情扼杀在萌芽之际。

018 您知道系统性红斑狼疮为什么冠以"系统性"吗

顾名思义,疾病的名称一般是当你看到病名就能联想到它的含义、性质。比如看到"高血压病",就知道这类患者的血压高。"肾小球肾炎"告诉我们病变的具体部位和性质。大部分疾病用简洁的名字来反映疾病的特点和部位。所谓名不正则言不顺，而系统性红斑狼疮表现多样，很难将系统性红斑狼疮的所有症状体现在病名中，所以取了特征性的红斑为代表列于病名中。至于发病部位，因为系统性红斑狼疮可以影响从上到下、从外到内的所有部位和器官，无法定位，所以用"系统性"来表达。"红斑狼疮"看似皮肤病，但冠以"系统性"是想告诉大家系统性红斑狼疮是个全身性疾病，可以累及全身各系统，五脏六腑都有可能受伤。而系统损伤总是悄悄发生着，不似红斑、关节痛、口腔溃疡等这么显而易见。这也是为什么我们会定期筛查系统性红斑狼疮的系统影响和评估系统恢复情况，防患于未然，符合中医"治未病"的理念。

019　肺间质病变可能是系统性红斑狼疮疾病继发

肺炎、支气管炎、慢性支气管炎、肺气肿这类名词人们常会听到，都是呼吸系统的常见病，病变部位在"肺实质"——肺泡与支气管。而"肺间质"，虽一字之差，冷僻而陌生，不知为何物。莫慌！且从字面找答案，肺间质是肺实质之间的结构。肺间质虽不如肺实质"出镜率"高，却是呼吸系统不可或缺的组成部分，包括结缔组织、淋巴管、神经纤维及血管。其他几个名词看着都眼熟，但"结缔组织"是什么呢？结缔组织与其他基本组织一样，由细胞和细胞间质所组成。但其中的细胞间质含量多，形式多样，可由液体（血液、淋巴）到固体（软骨、骨）。一般所说的结缔组织仅指固有结缔组织而言。这些组织分布在肺实质之间，起连结、充填、固定、营养等作用。有些病变主要发生在肺间质内，如肺水肿、肺纤维化及间质性肺炎等，表现为出现呼吸困难、干咳等症状。结缔组织疾病就是引起间质病变的常见疾病。而系统性红斑狼疮属于弥漫性结缔组织疾病，出现肺间质病变在所难免，免疫性炎症导致肺间质渗出，炎症过度刺激导致肺间质增生、纤维化。通常增生、纤维化是个慢性发展的过程。早期症状不明显，如果不做早期筛查，很难早期发现。而不少患者发现肺间质多年，认为是呼吸病、肺病，并未作免疫指标的检测，排除继发性肺间质病变。其实继发性间质性肺炎的治疗除了肺部治疗外，还需免疫治疗来控制免疫性炎症对肺间质的影响，即病因治疗。因此，间质性肺炎的患者有必要做免疫指标的筛查。除了系统性红斑狼疮，还有类风湿关节炎、干燥综合征、硬皮病、皮肌炎等结缔组织疾病，也是引起间质性肺疾病常见的疾病。而这类患者发病年龄轻，平时体检并不重视。有部分风湿病患者也是通过间质性肺炎的诊断，顺藤摸瓜发现系统性红斑狼疮等结缔组织疾病。因此，系统性红斑狼疮患者即使没有咳嗽、气急等呼吸道症状，也需要定期做肺CT检查来早期筛查肺部累及，早期发现、治疗，可以及时截断肺部和全身的病情发展，减少发展至肺间质增生和纤维化的程度。我们知道人体的功能正常运行仰仗着呼吸系统的支持。肺部病变的早期发现和规范治疗具有非常重要的意义。

020　肺动脉高压与系统性红斑狼疮

肺动脉高压，似熟非熟的病名。难不成是肺动脉得了高血压？虽然不准确，但为了便于理解，暂且这么类比吧！肺动脉高压与系统性红斑狼疮都是血管压力升高的疾病，而肺动脉高压局限于肺动脉这一血管，出现血管结构和功能异常。由于肺动脉高压早期诊断困难，所以容易造成延误治疗、预后恶劣，后期将发展至右心衰竭死亡，被称为"心血管疾病中的癌症"。

肺动脉高压是指由多种已知或未知原因引起的病症，有特发性、遗传、药物和疾病相关因素。这里说的就是由疾病引起的,结缔组织疾病是常见的容易继发肺动脉高压的疾病,如硬皮病、干燥综合征等,系统性红斑狼疮也是其中一种。肺动脉高压是严重的血管并发症,也是系统性红斑狼疮患者死亡的主要原因。通常早期表现不是特别明显,很难分辨,表现为呼吸困难、感到疲倦。随着病情的发展,出现下肢水肿、胸痛、晕厥、饱胀感、腹痛、咳嗽、咯血、腹水、胸水等。肺动脉高压的治疗窗口期短,即可逆转、可恢复的时间不长。如果不及时识别或者治疗不得法,病情逐渐恶化,最终将发展为重度肺动脉高压、心力衰竭。大部分新诊断为肺动脉高压的狼疮患者在发现时已达到心力衰竭的程度。因此,有意识地早期检测和筛查可以显著改善患者预后。存在危险因素的狼疮患者应主动筛查,并关注相关症状。

那么问题来了,哪些狼疮患者存在危险因素?其实风湿科医生在不断研究。研究显示,心包炎、胸膜炎和抗核糖核蛋白抗体(RNP)阳性与肺动脉高压显著相关。也有研究预测发现,有3种自身抗体(抗RNP、抗Ro/SSA和抗La/SSB)和5种临床类型(急性/亚急性皮肤狼疮、关节炎、肾脏疾病、血小板减少症和间质性肺疾病)的狼疮患者更需监测、定期筛查,每6~12个月做超声心动图筛查。

那么肺动脉压力达到多少算高?通过什么检测手段可以发现?压力的定义按不同状态来分:静息时肺动脉平均压>25 mmHg,或者运动状态下的肺动脉平均压>30 mmHg,即达到了肺动脉高压的水平。虽然心脏超声检查能发现肺动脉高压,没有创伤,完全没有心理负担,但说到精准检测,非右心导管检查术莫属。而右心导管检查术是一种微创手术,尽管危险程度很低,但只要是手术,往往令人望而却步,能省则省。这也是早期精确诊断和治疗开展困难的原因之一。

说了这么多,只是想强调筛查的重要性,并不代表这个病无药可治、患者只能坐以待毙。肺动脉压力不管处于何水平，发展到什么程度，都不要轻易放弃。风湿科医生会客观评估系统性红斑狼疮和肺动脉高压，制定方案，延缓病情发展。一般会双管齐下，既会管理系统性红斑狼疮治疗原发病，也会兼顾肺动脉压力和心功能。系统性红斑狼疮的治疗以免疫抑制为主，糖皮质激素、免疫抑制剂是"主力"，具有改善症状、抑制甚至逆转多器官损伤（肾脏、心血管、肺和神经系统）的功效。针对肺动脉高压的治疗必不可少，能够改善患者的症状和生活质量。免疫抑制治疗和肺动脉高压的特异性治疗同等重要，可以全面控制病情，明显提高患者生存率。

021 不明原因的腹痛、腹泻，可能是系统性红斑狼疮在"作怪"

说起腹痛、腹泻，这是再常见不过的症状。不管医生，还是患者，首先想到的多半是吃坏肚子了，也就是胃肠炎。家中常备的药除了感冒药，就是止泻药，轻者自行吃药自治，重者去急诊输液。往复杂点想，可能是肠梗阻、肠套叠、胃肠穿孔等急腹症，这也是医生常担心的急诊问题。之所以紧张，是因为如果不及时处理，可能会造成肠坏死、腹膜炎等严重后果，有些需要紧急手术。这是正常的思路。但如果各项检查下来，都没有确切感染的征象，血象和粪便没有发现细菌或病毒感染征象，拍片也没有肠梗阻、肠套叠、胃肠穿孔等证据，不妨查一查系统性红斑狼疮，看看有没有伴随其他系统性红斑狼疮的相关症状。没错，系统性红斑狼疮总是出其不意地存在着。有一种腹痛、腹泻是系统性红斑狼疮导致的胃肠道血管炎、肠系膜血管炎，会出现假性肠梗阻、胰腺炎。有些患者甚至做了手术，但术后反复可能还会卷土重来，恶心、腹胀、腹水、发热，直至系统性红斑狼疮的其他特征性症状如红斑、蛋白尿等陆续出现，系统性红斑狼疮才"浮出水面"。也有部分患者甚是可惜，虽已诊断系统性红斑狼疮，有腹泻、腹痛症状，但没有将此症状与系统性红斑狼疮联系起来，而是各看各的，效果可想而知，腹痛、腹泻仍有，甚至加重。在此提醒各位患者，如果出现不明原因的腹痛、腹泻，常规治疗无效，还需排查系统性红斑狼疮。此外，哪怕是感冒咳嗽、腹痛、腹泻，也需向经治医生交代系统性红斑狼疮病史，毕竟系统性红斑狼疮变化多端，医生可以根据充分的资料做出最全面的综合判断，让系统性红斑狼疮无处遁形。可见，只有我们想不到，没有系统性红斑狼疮做不到的破坏。

022　尿检有白细胞，不是尿路感染吗

随着医学科普知识的推广，很多常见病如高血压、糖尿病的识别都不在话下。我们经常遇到久病成医的狼疮患者，病史的总结整理条理清晰，对自己的病情和用药了如指掌，甚至学习研究动态，还会和医生探讨方案，让医生既汗颜又自豪。也许是因为狼疮患者大多年轻，学习能力强，接受度高，也许是系统性红斑狼疮少见病的特性激发了患者们的求知欲和征服欲。当然，患者能了解的毕竟是少数常见问题，不按常理出牌的系统性红斑狼疮更是让人捉摸不定，有经验的专家也不例外。

系统性红斑狼疮的治疗，少不了激素和免疫抑制剂的使用，患者深感抵抗力下降，动辄感染。咽痛、鼻塞、咳嗽、发热，感冒成了家常便饭；频繁上厕所，或者解尿时有疼痛感，尿路感染经常光顾，不少患者常备抗生素。兵来将挡，感染来了，抗生素来治，患者貌似掌握了常见并发症的用药，但总有些感染搞不定。这里有两种情况例外：一是病原体也很"狡猾"，你

有抗生素，但它要生存、会变异，变成耐药菌，唯有升级"武器"来对付它，但抗生素不是说升级就能升级的，就像对付新冠病毒感染的疫苗和抗病毒药物的研究开发需要时间。二是真的是"尿路感染"吗？为何小便检查总有白细胞，自己却毫无察觉？为了这些白细胞，甚至做了小便培养，用了多种抗生素多轮抗菌，可白细胞依旧岿然不动，小便培养也无细菌或病原体感染迹象。这时我们就会发出灵魂拷问，有白细胞就是感染了吗？真的要在抗感染的路上越走越远吗？

那么来看看系统性红斑狼疮是如何影响肾脏的吧！肾脏是系统性红斑狼疮出现器官损害最常见的器官，即狼疮性肾炎，也是导致疾病进展和死亡的主要原因之一。而肾脏的各结构包括肾小球、肾小管、肾间质和血管都可能受影响，表现也是多种多样，有泡沫尿、腰酸、水肿等，也有无症状的尿液异常检查如蛋白尿、红细胞、白细胞和管型，甚至伴随着肾功能的慢慢减退。因此，小便有白细胞不见得是尿路感染，有红细胞也不见得是尿路结石等，还有可能是肾脏损伤的表现。控制系统性红斑狼疮的病情治疗即可，没有必要使用抗生素。滥用抗生素反而会打乱体内菌群平衡，使体内滋生真菌。

023 白细胞减少除了可能是血液病，还有可能是系统性红斑狼疮

白细胞是血液中的细胞成分，是体内重要的免疫细胞，保护人体免受感染和外来侵袭，犹如卫兵护卫，具有防卫功能。哪里有炎症，白细胞就第一时间穿过血管壁聚集到炎症部位发挥抗炎作用，因此多数情况下，白细胞升高是感染的征象。此外，白血病、成人斯蒂尔病、药物如激素的使用也会使白细胞升高。通过血常规检查可测知其水平，一般为 $4\times10^9/L\sim10\times10^9/L$。白细胞有增多就有减少，那么白细胞减少又是什么

原因？首先需要考虑的是药物性，有些药物比如退热药、化疗药、抗风湿病的免疫抑制剂，都有可能使白细胞减少。除了排摸可疑药物，还要筛查和评估各类疾病。血液病深入人心，无需提醒，而自身免疫病却是盲区。如系统性红斑狼疮也会表现白细胞减少。与血液病不同，自身免疫病并非骨髓造血问题，而是被自身抗体破坏所致。自身抗体犹如草地上的害虫，不断啃食长出的嫩草，貌似不毛之地，其实并非土壤之过。

系统性红斑狼疮影响血液系统常表现为白细胞减少、血小板减少或贫血中的一项或多项，检测血常规可以同时评估红细胞和血小板。进一步检测，除了骨髓检查，还可以排查有无典型或隐匿的症状，如红斑、关节痛、口腔溃疡、胸腔积液、发热等。自身抗体和免疫指标的检测非常必要，是判断系统性红斑狼疮的特异性方法。值得欣慰的是，相对于贫血和血小板减少，白细胞减少是比较容易纠正的一种类型。

白细胞减少在系统性红斑狼疮中很常见，无症状的白细胞减少或轻微白细胞减少的狼疮患者控制病情即可，很少需要特别治疗；常规系统性红斑狼疮的治疗药物对轻中度血液系统受累的患者效果较好。因此，白细胞减少可能是系统性红斑狼疮的信号，对诊断很重要，如此才能找对科室看对病。值得注意的是，治疗系统性红斑狼疮的细胞毒药物如硫唑嘌呤、环磷酰胺、甲氨蝶呤等也常引起白细胞减少，需要与系统性红斑狼疮引起的白细胞减少作鉴别。狼疮患者出现白细胞减少，有两种可能：一是系统性红斑狼疮疾病所致，二是治疗系统性红斑狼疮的药物所致。狼疮患者需要及时告知医生自己所用药物，配合医生排摸，以便及时停用可疑药物，避免反受其害，好心办坏事。

划重点：如果出现不明原因的白细胞减少，系统性红斑狼疮也是一种需要排查的疾病。此外，若真是系统性红斑狼疮引起的白细胞减少，也不必过于紧张，患者并非如传说中的毫无抵抗力，更不必强求在无菌环境下生活，那是白细胞严重降低的极端类型。现实中，表现为白细胞减少的患者并非弱不禁风，有些甚至强于家人。常有患者表示认同，家人感冒，但自己居然像个"绝缘体"。这是因为系统性红斑狼疮本身是个免疫力亢进的疾病，并非免疫力下降的疾病。真正打压患者免疫力的恰恰是治疗系统性红斑狼疮的激素和免疫抑制剂。这正是由于系统性红斑狼疮导致人体内存在诸多自身抗体，为了避免自身抗体破坏人体，才不得已使用这些抑制免疫的药物。从免疫抑制剂的名称可知其目的和性质。正如水能载舟，亦能覆舟，药物也是。希望在狼疮患者和专科医生的共同管理下，使药物发挥出最好的疗效，并使毒副反应降至最低。

024 系统性红斑狼疮会累及神经吗，有哪些表现

系统性红斑狼疮作为系统性疾病，当然不会放过我们人体的"总司令部"——神经系统。这时，便会产生一系列神经和（或）精神症状，也就是老百姓所谓的"脑子瓦特（坏掉）了"，医学上称为"神经精神性狼疮"（NPSLE），简称"狼脑"。

"狼脑"的表现形式非常多，让人难以捉摸，但主要包括神经和精神症状。"神经"和"精神"这两个词经常会被混淆，其实是两个完全不同的概念。神经症状是指神经系统发生器质性问题后出现的症状，如头痛、癫痫、脑血管病（脑梗死、脑出血）；而精神症状是指患者主观感觉方面出现异常，常不伴器质性问题或继发于器质性疾病后的功能异常，包括认知功能障碍（记忆力减退，严重的可出现胡言乱语、痴呆等）、器质性脑病（定向力减退、意识障碍）、情感障碍（抑郁、焦虑、躁动不安）等。

这些症状可以在系统性红斑狼疮早期发生，甚至作为首发症状出现，也可在疾病复发和激素减量过程中出现，一旦确诊为"狼脑"，往往提示患者病情较重，一定要引起重视，积极治疗是关键。因此，一旦系统性红斑狼疮患者出现以上这些症状，一定要及时就医，以免延误治疗。

025 狼疮性肾炎和系统性红斑狼疮是同一种疾病吗

从字面上看，不难猜出两者有一定关系，但肯定不是同一种疾病。肾脏是系统性红斑狼疮最常见的受累器官之一，有40%~60%的系统性红斑狼疮患者一开始发病时就会出现肾脏损害，确诊为"狼疮性肾炎"。所以说，狼疮性肾炎是系统性红斑狼疮其中一个常见的表现类型。

那么它有哪些临床表现呢？与大部分肾病一样，狼疮性肾炎患者可以出现血尿、蛋白尿、高血压、肾功能不全。由于大量的蛋白流失，会造成低蛋白血症，从而出现面部或者全身水肿；有些蛋白有抗凝血作用，随着这些蛋白的流失，还会出现一些血栓事件。当出现肾病表现时，如果不及时治疗和干预，长此以往，肾功能就会逐步恶化，直至发展为肾功能衰竭甚至尿毒症。

026 成人和儿童发病的系统性红斑狼疮各有什么特点

你以为，系统性红斑狼疮只青睐年轻女性吗？其实不然，除育龄期女性以外，这匹"狼"还喜欢"欺负"儿童。据统计，世界范围内儿童期系统性红斑狼疮发病率为0.3~2.2/10万儿童，其中以非白人女性发病率最高，通常在10岁以后发病。

儿童期发病的系统性红斑狼疮（cSLE）与成人发病的系统性红斑狼疮（aSLE）本质上是同一种疾病，有着类似的病因、发病机制、临床表现和实验室检查结果。但是，两者的表现在具体频率和性质上有所不同。比如，cSLE 患者没有典型的皮肤表现（典型的蝶形红斑往往会跨过鼻梁，鼻唇沟没有皮疹）。尤其在皮肤色素较深的儿童中，可表现为色素减退性皮疹。内脏受累方面，血液系统受累是 cSLE 患者最常见的，包括贫血、白细胞减少、血小板减少，有些在诊断前数月甚至数年便可出现，而长期辗转于血液病科治疗。神经精神狼疮是 aSLE 中最为严重的一种类型，但发生率较低。而在 cSLE 患者中，却较为常见，多达 2/3 的儿童患者有一种或多种神经精神症状。需要注意的是，生长发育期同时也是大脑发育的重要时期，在该时期导致的认知损害将对患儿将来的思维、认知带来重大影响。不仅如此，与 aSLE 相比，cSLE 患者狼疮性肾炎的发生率会更高。

总之，cSLE 往往起病比较隐匿，除了不典型皮肤表现以外，还可表现为发热、体重减轻、乏力、关节疼痛。但病情发展变化更快，有些在数周至数月就会出现全身情况的恶化，2~3 年内会出现器官受累。不仅如此，往往早期发病的儿童（<10 岁）疾病活动性更严重，预后也会更差。

03

第三章

我是系统性红斑狼疮患者吗，要做哪些检查

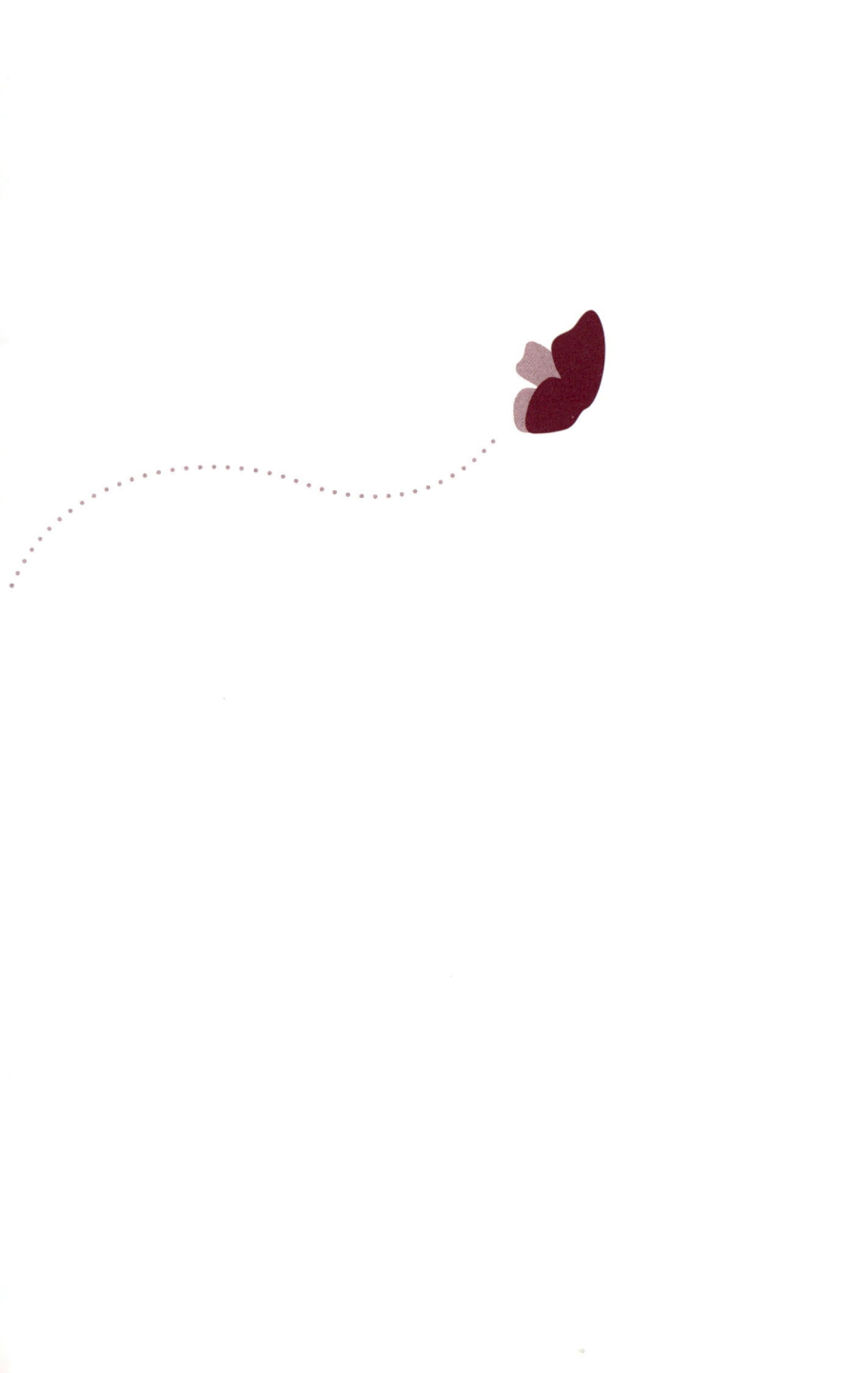

系统性红斑狼疮最直观的外在症状是皮肤的皮疹红斑、光照后皮肤发红难褪、脱发、口腔溃疡或者关节痛,一般出现上述症状时,患者会想到是不是得了系统性红斑狼疮。但是系统性红斑狼疮发病早期出现的症状多种多样,部分患者并不是以典型症状为疾病首发,而是会出现看似和本病不相关的表现,从而就诊其他科室,耽误了诊断和治疗。因此,在系统性红斑狼疮特征性表现出现之前,身体出现哪些症状时要高度警惕与系统性红斑狼疮相关呢?比如没有原因地出现发热反复、乏力、体重减轻、肌肉酸痛、水肿、指尖发凉等,都需要警惕是与系统性红斑狼疮相关的早期症状;还有些患者发病初期就有系统累及的症状,所以当出现心、肺、肾、脾、胃或者血细胞异常时,也要警惕是否与系统性红斑狼疮有关。

027 何时该怀疑得了系统性红斑狼疮

系统性红斑狼疮是一个异质性特别强的疾病,俗称"千人千面",意思就是1000个红斑狼疮患者有1000个不一样的临床表现,首发症状也各不相同。不仅如此,红斑狼疮还是一个系统性的疾病,可出现包括皮肤黏膜(皮疹、溃疡),肌肉骨骼(肌痛、关节痛),心脏血管(心包、心肌、瓣膜、血管病变、雷诺现象),肾脏系统(蛋白尿、血尿、水肿),胃肠道(肠梗阻、胰腺炎、肠系膜血管炎),肺部(间质性肺疾病、胸膜炎),神经系统(头痛、癫痫、认知功能障碍、谵妄)等症状,除此之外,还会出现非特异性的全身症状,比如发热、体重减轻等。那么,何时该怀疑得了系统性红斑狼疮呢?

其实,系统性红斑狼疮的诊断虽取决于临床表现方式,但更重要的是其他诊断的排除。当出现单系统症状时,可寻找对应的专科进行诊治,当常规专科治疗无效,或常规专科治疗有效,但在随后数月至数年里又出现了其他系统性红斑狼疮的特征性多系统表现时,便需要通过进行特定的实验室检查(比如自身抗体、免疫球蛋白、狼疮抗凝物、库姆斯试验等),来识别是不是系统性红斑狼疮。

028 我有一些抗体呈阳性,那就是得了系统性红斑狼疮吗

如果把我们的免疫系统比喻成一支军队,当遇到病毒、细菌入侵时,"军队"就会锁定"敌人",产生抗体,把它"干掉"。但如果下发信息有误,"战士们"分不清"敌友",错把"平民细胞"当作"入侵者",就会产生损伤自身细胞的抗体,成为自身抗体。自身抗体,是诊断风湿免疫病很重要的指标之一,它是大多数风湿免疫病的病因之一。不同的自身抗体,会攻击不同的自身组织,造成不同的脏器损伤。

对于系统性红斑狼疮患者来说,最容易产生阳性的自身抗体谱主要包括以下 4 部分。

(1) 抗核抗体(ANA):ANA 检查是自身免疫病的重要筛选试验。ANA 阳性可见于多种疾病,如系统性红斑狼疮、系统性硬化症、干燥综合征、多肌炎/皮肌炎、类风湿关节炎及未分化结缔组织病等,其中系统性红斑狼疮阳性率最高;也可见于非自身免疫性结缔组织病,如慢性活动性肝炎、重症肌无力、慢性淋巴性甲状腺炎等。

当然,健康人也可出现 ANA 阳性,一般为 5%～20%,年龄越大,阳性率越高。因此,当出现 ANA 阳性时不必太过于慌张,需进一步结合其他特异性抗体检查综合判断。

(2) 抗核提取物抗体(ENA):ENA 是针对核内可提取性核抗原的一种自身抗体,有 10 余种。其中,与系统性红斑狼疮最有关联的是抗 Sm 抗体和抗核小体抗体。抗核小体抗体出现

于系统性红斑狼疮早期，与患者的皮疹、脱发、红细胞沉降率（ESR）增快、C反应蛋白（CRP）增高、补体降低呈显著相关，其滴度高低也与系统性红斑狼疮疾病活动指数评分呈明显正相关。

（3）抗双链DNA抗体（抗ds-DNA抗体）：抗ds-DNA抗体是系统性红斑狼疮的特征性抗体，抗ds-DNA抗体与疾病的活动度相关，滴度随疾病治疗后可下降或转阴。

（4）抗磷脂抗体（aPL）：aPL在系统性红斑狼疮患者中的阳性率可达15%～70%，该抗体阳性的红斑狼疮患者，与动脉及静脉血栓、习惯性流产、血小板减少、库姆斯试验阳性的溶血性贫血和某些罕见的症状相关。

总之，并不是所有自身抗体阳性都预示着系统性红斑狼疮的诊断，与本病诊断相关的抗体包括抗ANA抗体、抗Sm抗体、抗核小体抗体、抗ds-DNA抗体及抗磷脂抗体。

029　确诊系统性红斑狼疮还需要完善哪些检查

系统性红斑狼疮临床表现繁多，除一些特有的皮疹外，一般表现都不具有特征性，容易漏诊或误诊，这时就需要实验室检查这个"判官"来协助确诊。

实验室检查主要包括以下三方面：①与特征性表现对应的相关检查。比如，肾脏受累的患者，要完善尿常规、尿蛋白定量检查，有些血尿患者，还需要完善尿相差显微镜检查；血液系统受累的患者，需要结合骨髓穿刺、血涂片、贫血原因等排除原发性血液系统疾病。②具有诊断意义的检查，比如抗核抗体、抗dsDNA抗体、抗Sm抗体，另外，狼疮抗凝物、抗心磷脂抗体、抗β_2-糖蛋白抗体1、血清补体C3、血清补体C4，对该疾病诊断也有一定提示意义。③具有排他性诊断的检查。一些病毒感染及肿瘤会模拟介导自身免疫病，出现和系统性红斑狼疮相同的表现，病毒感染中最常见的就是巨细胞病毒和 EB 病毒感染，因此需要完善 EB 病毒、巨细胞病毒以及肿瘤标志物等相关检查以排除相关可能。

总的来说，系统性红斑狼疮的检查可概括为"特征性检查＋诊断性检查＋排他性检查"。

030 系统性红斑狼疮为何容易误诊、漏诊

因每个人的起病方式不同，狼疮侵犯的器官又各不相同，所以狼疮的临床表现多种多样，极易误诊、漏诊。在系统性红斑狼疮早期，往往临床症状并不典型，就像善于伪装的敌人一样不易被发现，有的患者表现为发热、乏力、体重下降，需要医生注意观察和鉴别。部分患者以皮肤损害为主要表现，可能会被误诊为各种皮肤病；有些年轻女性以关节炎症状为主，如果早期不出现一些特异性的自身抗体，尤其是在伴有类风湿因子阳性的情况下，很有可能被误诊为类风湿关节炎；有些患者以淋巴结肿大，并且伴有发热而起病，所以也会被考虑为淋巴瘤或者坏死性淋巴结炎等；有些患者由于血液系统受累而在血液科就诊，有可能被误诊为溶血性贫血或者原发性血小板减少性紫癜等；还有些患者有蛋白尿、血尿，则被诊断为慢性肾小球肾炎，在肾脏科看病。因此，系统性红斑狼疮很容易误诊、漏诊。

031 系统性红斑狼疮会与其他风湿病同时存在吗

临床上会出现系统性红斑狼疮与其他风湿病同时存在的情况。同时患有两种或两种以上风湿免疫性疾病的情况，称为重叠综合征。打个比方，临床上常看到系统性红斑狼疮与系统性

硬化病重叠、系统性红斑狼疮与炎症性肌病重叠、系统性红斑狼疮与类风湿关节炎重叠、系统性红斑狼疮与干燥综合征重叠、系统性红斑狼疮与结节性多动脉炎重叠等。不过，大家不必过于焦虑，风湿免疫性疾病的免疫机制相似，症状既有各自特点又有重叠，因此治疗原则一致，用药也是相同的。即便是重叠综合征，看似多了一个疾病，但药物并不一定增加，可以异病同治、两病同治。

032 系统性红斑狼疮患者出现发热是疾病活动了吗

系统性红斑狼疮患者出现发热，除了疾病本身因素外，感染是常见原因。因为系统性红斑狼疮患者多使用激素和免疫抑制剂，所以容易感染。如果有感染，加用控制系统性红斑狼疮疾病的药物会导致感染加重。而且感染没有得到及时控制，也可能诱发系统性红斑狼疮活动。因此，医生通过检查化验以及伴随症状的排摸，来辨明究竟是系统性红斑狼疮活动，还是继发感染，还是两者兼而有之。系统性红斑狼疮发热比较常见，但也比较复杂。感染和活动互为因果。病情、程度、分期、部位、治疗反应不同、治疗及时与否，结果都有差异。另外，发热需要注意的还有药物因素和肿瘤的可能。所以，狼疮患者如果出现发热症状，不要耽搁，也不可盲目治疗，应及时就诊，到风湿病专科完善检查，区分发热性质，有的放矢，以免耽误病情。

033 系统性红斑狼疮患者有贫血或者血小板（白细胞）减少，该找风湿科还是血液科，要做骨髓穿刺吗

系统性红斑狼疮引起的血液系统累及属于自身免疫病。系统性红斑狼疮血液系统累及表现为：①贫血常见，多为正细胞

正色素性贫血。短期内出现重度贫血常是自身免疫性溶血所致，多有网织红细胞升高，库姆斯试验阳性。②可出现白细胞减少，一般为粒细胞和（或）淋巴细胞减少。此外，治疗系统性红斑狼疮的细胞毒药物也常引起白细胞减少，这点在临床实践中需特别注意。③血小板减少与血清中存在抗血小板抗体、抗磷脂抗体以及骨髓巨核细胞成熟障碍有关。因此，患者如果有贫血或者血小板（白细胞）减少，就该去风湿科就诊。若经过一段时间的治疗，效果不理想，建议患者应行骨髓穿刺细胞学及病理检查，明确是否合并血液系统疾病。

034 系统性红斑狼疮引起的肾脏累及和肾病有何不同

50%~70%的狼疮患者在病程中会出现肾脏受累，主要表现为肾炎或肾病综合征。肾炎时尿内出现红细胞、白细胞、蛋白和管型，肾活检显示几乎所有系统性红斑狼疮患者均有肾脏病理学改变。因此狼疮性肾炎和肾病的关系非常密切，是系统性红斑狼疮常见的继发性肾病之一。

狼疮性肾炎与肾病的区别如下。①发病人群不同，狼疮性肾炎好发于青中年女性，其他肾病可发于不同年龄、性别。②病因不同，狼疮性肾炎的主要病因为免疫复合物的肾脏沉积，激活体内局部的免疫反应和炎症反应，促进免疫细胞浸润，导致肾脏损害；其他肾病的主要病因有原发性肾脏疾病进展或感染等。③临床表现不同，急慢性肾病的临床表现有血尿、蛋白尿、高血压、水肿等；狼疮性肾炎临床表现除了上述症状外，还有其他表现，如不明原因的发热、关节炎、皮肤黏膜损害（面部红斑或脱发），以及心包炎、胸膜炎等全身系统表现。④相关检查不同，系统性红斑狼疮有多种自身抗体阳性，如抗核抗体、抗双链 DNA 抗体以及抗 Sm 抗体等；其他肾炎无相关抗体阳性表现。⑤治疗方法不同，慢性肾炎以降尿蛋白、降血压为主；狼疮性肾炎主要是用激素或者激素联合免疫抑制剂进行治疗。

035　小便有泡沫就是有蛋白尿吗

蛋白尿可能会出现尿液中泡沫多的情况，但是尿液中泡沫多不一定代表有蛋白尿。如果想要确定有无蛋白尿的情况，建议直接对尿液中蛋白质的含量进行检测。健康人群也可能出现尿液中泡沫多的情况，如长时间憋尿，或者饮水量较少，尿液排出量较少，尿液中尿素、尿酸、无机盐等代谢物质浓度增加，导致尿液表面张力增加，都可能出现泡沫增多的情况。此外，如果短时间内进食了大量的糖分，超过了人体的糖处理能力，多余的糖分就会通过肾脏代谢，从尿液排出，尿液中糖分含量过高，尿液整体浓度增加，也会引起尿液泡沫的增多；如果存在尿路感染，尿液中的脓性物质增多，且含有较多的细菌或细菌代谢产物，也会出现泡沫尿的情况。所以说尿液中泡沫增多，不一定就是蛋白尿。如果尿液中出现泡沫，泡沫小且泡沫持续不消退，这种情况下就要考虑蛋白尿。建议及时完善尿常规进行判断，如存在蛋白尿的情况，就要及时进行治疗。

036　24小时尿蛋白定量检查如何留尿

这是狼疮性肾炎患者普遍关心的问题。首先准备1个干净的桶（最好有刻度）及量杯1个，比如从今天早晨6点开始留尿到第2天早晨6点，今天早晨6点排尽小便，丢掉不要，接下来从6点开始所有的小便都要留在桶里，一直到第2天早晨的6点。需要注意的是，第2天早晨6点的尿液要留在桶里，如果桶身没有刻度,则需要用量杯测量尿液总量并记录。然后用一根细长棍子轻轻地将桶里的尿液搅拌均匀,保证整桶尿液的均匀性,最后从整桶尿液中倒出适量的尿液作为标本送去化检,送检的尿液浓度需要代表整桶尿液的浓度,记得告知总尿量,便于检验人员算出 24 小时尿蛋白的总量。

037 我有蛋白尿,可以不做肾脏活检吗

肾脏活检是肾内科常用的一种检查手段,通过肾穿刺,判断肾脏的病理类型,从而精准治疗。

同样,对狼疮性肾炎患者而言,虽然大部分患者以蛋白尿为临床表现,但蛋白尿的量却不尽相同,有些甚至可伴有肌酐升高、高血压等。主要原因便是其肾脏的病变不同。狼疮性肾炎一共有 6 种不同的病理类型,不同病理类型所提示的病情轻重和预后不一。因此,通过肾脏活检以进一步明确肾脏病理类型,根据不同的肾脏病理类型选择最佳治疗方案,精准治疗,可以更好地改善患者症状,降低患者的疾病活动度。

当然,肾活检有一定的禁忌证,比如:明显出血倾向者、重度高血压者、明显肾萎缩者、有精神疾患不能配合操作者。

因此,出现蛋白尿的患者,如果没有肾穿刺禁忌证的话,还是建议行肾脏活检以明确病理类型,指导用药。

038 出现哪些表现意味着狼疮"活动"了

发热通常为系统性红斑狼疮患者的首发症状,也是病情活动的常见临床表现之一。据报道,有 53.7% 的系统性红斑狼疮患者以发热为早期症状,而乏力和体重下降是系统性红斑狼疮患者常见但容易被忽视的全身表现。"狼疮发"常出现在疾病活

动期，表现为广泛性脱发，头发稀疏，头发脆性增加，失去光泽、枯黄和易折断，剩余的头发长几毫米至 3 cm，呈不规则排列，无法与其他部分头发梳理在一起，以前额、顶部的头发尤为明显。口腔和鼻部溃疡，最常见于硬腭、颊黏膜和舌缘，病变多为单侧、非对称性，多为疾病活动的表现之一。关节痛和关节炎是系统性红斑狼疮常见的临床表现，可能是病情活动的表现。系统性红斑狼疮还可引起腹膜炎、胰腺炎、肠系膜血管炎、假性肠梗阻和蛋白丢失性肠病等，表现主要为恶心、呕吐、腹痛、腹胀、腹泻、低白蛋白血症和严重凹陷性水肿。系统性红斑狼疮导致的胰腺炎较少见，通常见于病情活动的患者。

系统性红斑狼疮的各种临床症状，特别是新近出现的症状，与疾病活动相关。系统性红斑狼疮病情活动的主要表现有：①全身表现，比如发热、乏力、体重下降、淋巴结肿大等。②皮肤黏膜，出现面部红斑、光过敏、脱发、口腔溃疡、雷诺现象等。③关节，表现为关节疼痛、关节炎。④肌肉受累，出现为肌痛、肌无力。⑤血液系统，表现为血小板减少、白细胞减少、贫血等。⑥肾脏受累，表现为下肢水肿、血压升高等，出现肾功能异常，甚至肾衰竭。⑦浆膜炎，可出现胸膜炎、心包炎、腹膜炎，表现为腔隙积液。⑧消化系统受累，可表现为腹痛、腹泻、腹膜炎、肠梗阻等。⑨中枢神经系统受累，可表现为头痛、记忆障碍、神经精神异常等。

039 我关节疼痛，类风湿因子阳性，是得了什么病

类风湿因子阳性，不一定是得了类风湿关节炎，系统性红斑狼疮患者也可出现关节疼痛和类风湿因子阳性，此外，还会有其他器官受累的表现和相应的抗体阳性。类风湿关节炎是以多关节肿胀和疼痛为主要临床表现的，而不仅仅是关节疼痛，

有的患者 CCP 抗体呈阳性。若患者出现了关节疼痛和类风湿因子阳性，建议到风湿免疫科就诊，让专科医生为您答疑解惑。

040　我什么症状都没有，算不算狼疮稳定了

系统性红斑狼疮患者即便毫无症状，也建议定期复查，每 3 个月或半年复查血常规、尿常规、肝肾功能以及风湿免疫方面的指标。有的患者就算没有临床表现，但仍然会有实验室检查的异常，如：新出现的血细胞减少，蛋白尿、血尿等尿检再次异常，ANA 高滴度阳性，抗 dsDNA 抗体和红细胞沉降率持续升高，补体下降等情况。或许病情已经开始活动了，只是目前患者感觉不到，如果出现了明显的临床症状，可能病情已经发展得比较重了，因此即使没有症状，定期复查和门诊随访也是必要的。

041　如何判断我现在的病情是否严重

患者病情的轻重可以根据以下情况进行简单的自我评判。

重型系统性红斑狼疮包括如下几种情况。①心脏：冠状动脉血管受累，无菌性心内膜炎，心肌炎，心包填塞，恶性高血压病。②肺脏：肺动脉高压，肺泡出血，重症肺炎，肺梗死，肺间质纤维化。③消化系统：肠系膜血管炎，急性胰腺炎。④血液系统：溶血性贫血，粒细胞减少（WBC$<1.0 \times 10^9$/L），血小板减少（PLT$<50 \times 10^9$/L），血栓性血小板减少性紫癜，动静脉血栓形成。⑤肾脏：肾小球肾炎持续不缓解，急进性肾小球肾炎，肾病综合征。⑥神经系统：抽搐，急性意识障碍，昏迷，脑卒中，横贯性脊髓炎，单神经炎，多神经炎，精神性发作。⑦其他：包括皮肤血管炎，弥漫性严重的皮损、溃疡、

大疱，非感染性高热有功能衰竭表现等。

042 系统性红斑狼疮还会并发哪些疾病

（1）感染：系统性红斑狼疮患者中因感染死亡的占20%～55%。因大剂量糖皮质激素和免疫抑制剂的应用，可出现各种感染，呼吸道、泌尿道、中枢神经系统是最常见的感染部位。对正在接受免疫抑制治疗的狼疮患者，鉴别是否存在感染有一定难度。支持感染的证据包括寒战、白细胞增多和（或）中性粒细胞比例增高，外周血涂片杆状核粒细胞或晚幼粒细胞增加和正进行免疫抑制治疗。支持系统性红斑狼疮本身导致发热的证据包括白细胞减少，正常或仅轻度升高的C反应蛋白，低C_3、C_4和抗dsDNA抗体滴度升高。

（2）终末期肾病：10%～20%的系统性红斑狼疮患者最终会发展成终末期肾病（ESRD）。临床预测指标包括现有的血肌酐（SCr）异常、初始治疗的延误、未达缓解和收缩期高血压。血液透析可作为肾脏替代治疗的首选，且透析期间可继续免疫抑制治疗。对于终末期肾病的系统性红斑狼疮患者而言，肾移植是一个可行的选择。

（3）心血管事件：系统性红斑狼疮患者冠心病的风险较同年龄段正常人升高了2.3～7.5倍。推荐根据危险分层和存在的并发症对系统性红斑狼疮患者的心血管疾病（CVD）风险因素（包括血压高、血糖高、血脂高等）进行严格控制。

（4）骨质疏松：持续的疾病活动、免疫抑制剂导致的过早绝经、因避免日晒导致的维生素D相对缺乏、糖皮质激素的使用，均可降低系统性红斑狼疮患者的骨密度。脊柱压缩性骨折在系统性红斑狼疮患者中较常见。推荐患者根据激素使用情况进行骨密度检测和预防骨质疏松治疗。

（5）恶性肿瘤：在系统性红斑狼疮患者中，血液系统恶性肿瘤（尤其是非霍奇金淋巴瘤）、宫颈癌和肺癌较普通人更常见。最常见的系统性红斑狼疮相关非霍奇金淋巴瘤为弥漫性大B细胞淋巴瘤。免疫抑制治疗和固有的系统性红斑狼疮相关机制可能是风险增加的原因。

043 系统性红斑狼疮患者该做哪些化验

系统性红斑狼疮可累及全身各个系统，除了疾病本身的特异性指标，还有一些相关化验也不能漏做。①反映器官受损的指标：血常规、尿常规、24小时尿蛋白定量、肌酸磷酸激酶、肝肾功能。②反映免疫异常的指标：抗核抗体谱、抗dsDNA抗体、抗磷脂抗体、可提取的核抗原抗体、抗中性粒细胞胞质抗体、自身免疫性肝病谱、免疫球蛋白、补体、类风湿因子水平。③反映体内炎症水平的指标：红细胞沉降率、C反应蛋白等。

044 系统性红斑狼疮患者该做哪些检查

系统性红斑狼疮相关影像学检查，有助于早期发现器官损害，如头颅CT/MRI有助于发现和治疗脑部的梗死性或出血性病灶；胸部高分辨CT有助于发现早期的肺间质性病变；心脏超声对心包积液、心肌、心瓣膜病变、肺动脉高压等有较高的敏感性而有助于早期诊断；通过心电图可判断有无心肌缺血、传导阻滞、心律失常；肾脏超声有助于发现肾脏病变等。

045 系统性红斑狼疮患者为什么要做全身检查

我们经常遇到新发的狼疮患者反复询问："我们确诊了系统

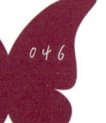

性红斑狼疮,为什么抽血检查中除了与狼疮有关的血液检查项目,还有其他好多看似不相干的血液检查项目,有必要化验那么多吗?""红斑狼疮患者为什么还要做心脏、肺脏等身体其他系统的检查呢?""都已经确诊是红斑狼疮了,为什么还要做全身检查?"其实,风湿免疫科医生为系统性红斑狼疮患者开具的检查不会出现"不相干"的项目,因为系统性红斑狼疮疾病本身就是系统性、全身性的疾病,是一种全身性弥漫性结缔组织病,可以累及皮肤黏膜,出现红斑、皮疹、口腔溃疡等症状;累及肾脏系统,出现血尿、蛋白尿等;累及心、肺等,可出现心包炎、心肌炎、心包积液、胸腔积液、肺动脉高压、肺间质病变等并发症;累及中枢神经系统,会出现狼疮性脑炎、神经病变等;累及血液系统,会出现贫血,或白细胞减少、血小板减少等实验室指标异常;累及胃肠道,可出现肠梗阻、狼疮性肝炎、肠系膜血管炎、腹膜炎等症状。此外,由于系统性红斑狼疮临床治疗多采用激素及免疫抑制治疗,要定期监测药物的治疗作用或副作用。所以,系统性红斑狼疮可出现全身多系统累及的情况,应早期、定期进行全身检查,具体检查内容应遵从风湿免疫科医生建议,不用盲目觉得做得越多就越好。对于系统性红斑狼疮患者定期全面评估,一是为了明确红斑狼疮的诊断;二是评估红斑狼疮疾病的脏器受累情况(严重程度及活动性);三是排除某些特殊用药的禁忌证(尤其是潜在的感染风险,如乙型肝炎病毒携带、隐匿性结核感染等)以指导临床治疗;四是定期评估病情、调整用药剂量及用药种类或监测药物副作用的需要。

046 系统性红斑狼疮患者为什么要经常抽血化验

临床上经常有狼疮患者问:"医生,我能不能不抽血啊?"

"医生，我上个月刚刚抽过血，为什么这次又要抽啊？"甚至有的患者在内心悄悄疑惑："抽这么多血干吗？"那么，为什么狼疮患者需要"不停"地抽血？其实，抽血化验是评估患者病情的一种辅助检查方法，《2020 中国系统性红斑狼疮诊疗指南》指出：对处于疾病活动期的系统性红斑狼疮患者或出现复发的患者，建议至少每个月评估 1 次疾病活动度，对处于疾病稳定期的系统性红斑狼疮患者，建议每 3~6 个月评估 1 次疾病活动度。也就是说，不同的系统性红斑狼疮患者疾病活动度不同，严重者可能存在不同的内脏损害，医生需要评估系统性红斑狼疮疾病活动度，针对每个患者不同的情况，制定有针对性的治疗方案，并根据患者病情变化及时调整方案：如果患者处于疾病活动期，需要每月或者更短时间内复诊，重新评估病情，并及时调整诊疗方案；而病情稳定、没有新发症状的患者，就可以适当延长复诊的周期，有些甚至 3~6 个月才复查评估。但是每个人病情不同，需要医生结合实际情况制定复诊计划。而且，对于长期应用激素及免疫抑制剂治疗的患者，定期抽血化验是尽早发现药物副作用、调整治疗方案的依据。因此，系统性红斑狼疮患者经常抽血化验，是为了及时掌握病情变化，尽可能减少疾病活动度以及药物对患者的影响，最终达到持续缓解的目标。

047 每次抽血后我都会心慌、头晕，抽血会导致贫血吗

前面提到，系统性红斑狼疮患者因为监测病情及药物治疗作用的需要，应遵从医生建议定期检查，部分患者难免会出现间隔 1~3 个月频繁抽血的情况。这时，有些患者觉得自己生病本来身体就弱，再加上经常抽血，心里的担忧更重了，甚至产生一些抽血后的心理不适状态，觉得心慌、头晕。排除抽血过

程中出现的一些晕针、晕血等导致的不适现象,其实疾病过程中的定期抽血不会导致贫血,患者大可放心,不必过于紧张。这是因为每根采血管的容量只有 2~4 mL,即使 1 次抽 10 管血,最多也就 40 mL,里面含有的红细胞数量也非常少。人体有效的血液循环量约为 4 000 mL,且骨髓具有强大的代偿功能,所以每次抽血最多也就抽取了 1/100 的血容量,相当于九牛一毛,一般不会引起贫血、低血压等情况,大多数抽血时的不适与心理因素有关,不必恐慌。如果是体质虚弱的人抽血,可能会引起头晕,抽血过后多吃富含铁质、蛋白质、维生素 C 等"造血原料"的食物,如猪肝、蛋黄、瘦肉、鱼虾、贝类、大豆、豆腐及新鲜蔬菜、水果等。对于本身有严重贫血的患者,医生也会根据患者实际情况适时延长或精简检查项目,请患者不必过于担心,日常的抽血并不会引起贫血。请患者遵从医嘱,定期就诊、定期复查、定期监测病情,医患携手擒"狼"化"蝶",使病情达到长久缓解或稳定的状态,是我们共同的目标!

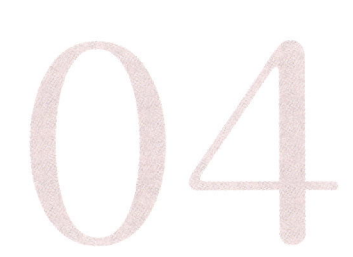

第四章
什么原因可以导致系统性
红斑狼疮的发病

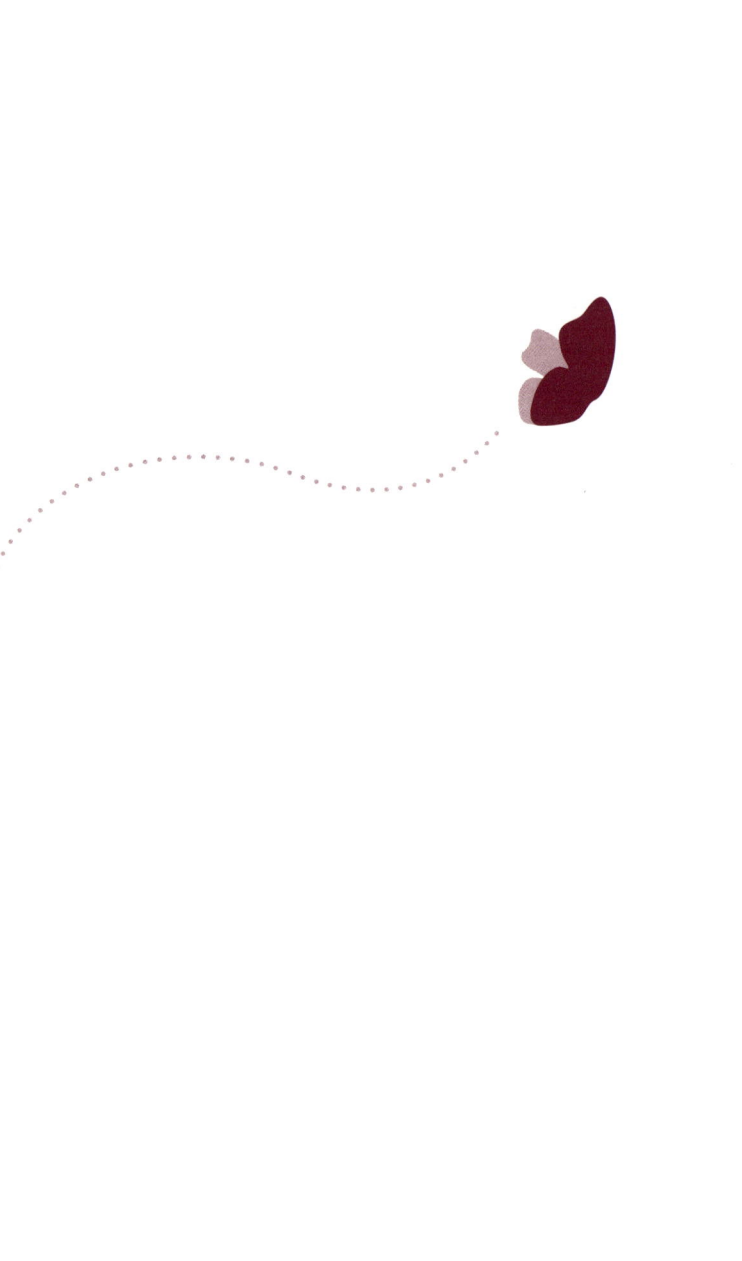

"得了红斑狼疮才知道这种病是一种免疫性疾病,是我的免疫力差吗?""我觉得我平时身体很好的,体质并不差,我还这么年轻,为什么会得红斑狼疮啊?""我的妈妈是红斑狼疮患者,我是不是一定也会得这种病?"最让患者纠结的是到底是什么原因导致他们患了这种疾病:是抵抗力下降吗?为什么女性而且偏于年轻的女性得这个病的较多?为什么有些人怀孕生孩子后也会得这个病?听说环境也能影响这个病?吃东西要注意吗?可以化妆吗?可以染头发吗……那么,究竟是什么原因导致了系统性红斑狼疮的发病?系统性红斑狼疮的诱发因素又有哪些呢?

048 导致系统性红斑狼疮发病的原因有哪些

临床中患者经常苦苦追问狼疮发病的原因,是感冒导致的,还是劳累导致的?想知道是哪个环节出了问题才发病的。其实,并不是每个人都可以找到病因。系统性红斑狼疮的发病机制较为复杂,病因至今尚未能明确。目前将系统性红斑狼疮的发病原因归纳为内因和外因。①内因:发病与遗传因素、性激素密切相关,即本病的发病有遗传的易患性,并且可能与自身雌激素、催乳素水平偏高有关,因此,常见于育龄期、哺乳期女性。②外因:环境因素(如感染、紫外线、药物、化学试剂等)在自身免疫功能异常的情况下均可诱发和加重狼疮。此外,社会与心理压力对本病也常产生不良影响。

049 哪些药物会诱发或加重系统性红斑狼疮

俗话说"是药三分毒",某些药物与系统性红斑狼疮发病或加重确有一定关系。国内外有研究曾报道,系统性红斑狼疮的发病有3%～12%与用药不当有关。这些不当药物可分为两类。①诱发系统性红斑狼疮症状的药物，如青霉素、磺胺类、金制剂等。这些药物先引起变态反应，然后激发狼疮，或使潜在的红斑狼疮患者发生特发性红斑狼疮，或使已有的红斑狼疮病情加剧。②引起狼疮样综合征（症状像，但却不是）的药物，如肼苯哒嗪、普鲁卡因酰胺、氯丙嗪、甲基多巴、异烟肼等，这类药物在长期大剂量使用后，患者可出现红斑狼疮样症状和血清抗核抗体（ANA）阳性，停药后自动消失，即所谓药物性狼疮。因此，系统性红斑狼疮患者不管是在活动期还是在缓解期，都要尽量避免长期大量使用上述药物。当然，若病情需要，短期使用也不必过于紧张。

050 染发也能诱发系统性红斑狼疮发病吗

爱美之心，人皆有之，对于狼疮患者，我们建议还是要追求"自然美"。

染发剂的主要成分是过氧化氢、苯胺类、芳香胺类衍生物。我们都知道，染发时染料涂在头上需保留一段时间，染料不可避免地会通过头皮进入皮肤，甚至渗入皮下组织，长此以往可能诱发过敏、癌症等。其实，除致癌外，国外有研究证实，染发剂还容易激发人体的免疫反应，诱发自身免疫病。

对于狼疮患者而言，环境、遗传、感染等多因素共同参与着疾病的发生发展。患者的免疫系统本就处于紊乱状态，大多患者都有脱发困扰，皮肤也比较敏感。染发剂中的化学成分和着色成分在染发时难免会流到头皮及额头、两鬓等皮肤，刺激皮肤，从而出现皮疹或过敏，有些还会加重脱发。对于本身有面部红斑的患者，染发会加重原有的皮疹，甚至诱发疾病活动。

051　化妆也会诱发系统性红斑狼疮发病吗

能否化妆或染发，对系统性红斑狼疮患者而言，有着一样的答案，那就是"最好不要"。患者的皮肤较为敏感，日常护肤非常关键，建议用温水洗脸，尽量不要用碱性成分大的洗面奶或肥皂进行脸部清洁。在选用护肤品时，要选择温和无刺激、无致敏的产品，可使用药妆产品。

化妆品和染发剂一样，都含有很多化学成分，这些化学物质渗透进皮肤里，会加重皮疹，甚至加重病情。因此，对于病情活动期或皮疹明显的患者，应避免化妆；病情稳定期患者如果必须带妆，则尽量选择植物药妆，避免使用刺激性的化妆品和制剂。另外，部分化妆品含有少量激素成分，患者短时期使用后，皮疹可能不仅没有加重，反而还有所改善，但对于此类化妆品的选择亦要谨慎，因为皮肤长期使用激素制剂，会造成多毛、色素沉着等不可逆的伤害。

052　系统性红斑狼疮患者是哪里虚吗

风湿免疫病是 20 世纪以来的新兴学科，历代中医文献中并无"系统性红斑狼疮"的病名记载，但对于系统性红斑狼疮患者出现的关节疼痛、面部红斑、皮肤破损、水肿这些常见表现，中医古籍里却早有记载。

随着中医药对系统性红斑狼疮认识的深入，目前将本病归属于中医"蝶疮流注""阴阳毒"范畴，主要病因病机如下。①真阴本亏：本病多属先天素体禀赋不足，阴阳失调，肾阴本亏。上海市中医医院风湿团队曾于 1987 年和 1993 年两次总结系统性红斑狼疮住院病例 60 例和 82 例，其中虚证（阴虚内热、脾肾两虚、气阴两虚）共 101 例，占 71.12%。当急性转为慢性时，实证亦随之转为虚证。②外感六淫：外感六淫之邪，常使狼疮引发或加重。风、暑、燥、火为阳邪，阳热亢盛，消灼阴液。邪入于阴则痹，痹阻先在阴分。内有真阴不足，外有六淫化火，外火引动内火。狼疮发作，或壮热，或虚热，外能伤肤损络，内传损及营血、脏腑和三焦，病情渐深渐重。③瘀血阻络：血热则瘀，血寒则凝。不论真阴不足、水亏火旺，还是外感六淫、郁而化热，血与热结而成瘀热。故本病瘀热为多，瘀寒为少。急性发作期、慢性活动期患者大多有火旺内热之象，其瘀亦必为血热，约有 90%。至后期脾肾两虚者可有瘀寒的表现。

本病的性质是本虚标实，肾阴虚为本，后期则五脏与气血阴阳俱虚。郁热、火旺、热毒、瘀滞、积饮、痰湿为标。

053 从中医角度讲，系统性红斑狼疮是如何发病的

人体正常免疫功能是保护机体的重要机制，免疫功能相当于中医"卫气"范畴。"卫"为捍卫、护卫之意，卫气主要守卫在体表，皮肤、肌肉之间，散布于胸腹包膜之中，具有卫外固表的功能，抵御外邪六气的入侵，就像哨兵一样，不断地巡逻、稽查，遇到敌人便奋勇应战，以捍卫人体的健康。

《灵枢·禁服》提出："审察卫气，为百病母，调其虚实。"指出卫气虚实是百病之母，卫气的强弱虚实影响着身体防御功能的强弱，过强或过弱都会造成疾病。《灵枢》中提到"脉道不通，阴阳相逆，卫气稽留""营气衰少而卫气内伐"而致病的观点。这恰与狼疮患者体液免疫、细胞免疫发生紊乱的机制不谋而合。系统性红斑狼疮的发生，就是因为卫气失调，主要表现为卫气稽留、卫气戕伐自身两方面。因此，在治疗上，不能一味地

补益卫气，而应通过养阴生津、清热解毒、活血化瘀、祛风化湿等方法以疏通经脉气血，疏通卫气阻滞。

054 搭搭我的脉，看看是哪里出了问题

医生在看门诊时，总能遇到一些特别痴迷搭脉的患者，一伸手就问："医生，帮我搭搭脉，看看我哪里虚？看看我湿气重不重？"甚至一言不发，考考医生能不能通过搭脉来诊断出他的疾病、症状。事实上，脉诊是中医诊法中的一种，望、闻、问、切四诊中的"切"诊（搭脉）还在"望、闻、问"之后。因此问诊（询问病情）是必不可少的。四诊各有优势，比如望诊穿插在整个诊病过程中，从患者一进门，医生就可以从患者的面容、皮肤、舌象、牙齿、走路姿态初步判断他有没有皮疹、红斑、血管炎、脱发、贫血、口干、关节炎等，再根据问诊来进一步分析判断，继而和患者深入沟通。在开具处方时，医生可以通过搭脉来判断患者的寒热虚实，但脉象也有真假，医生会通过多方判断，做出"舍脉从症""舍症从脉"的选择。此外，心主血脉，脉象与心血管疾病确实有着很密切的关系。有没有期前收缩、房颤、高血压，甚至血管炎，可以通过诊脉来了解一二。风湿免疫病容易影响血管，尤其是大动脉炎，早期不容易发现。部分患者单侧或双侧肢体出现缺血症状，表现为动脉搏动减弱或消失，血压降低或测不出，搭不到脉象，即无脉证。因此，搭脉还有助于早期发现异常。

055 我一直乖乖吃药，为什么还会复发

"乖"不等于"好"。我们要知道，系统性红斑狼疮是一种慢性、迁延性疾病，会相伴终生。在漫长的病程中，狼疮患者

长期使用激素和免疫抑制剂,这些药物在治病的同时也会降低我们人体的免疫力,相较正常人而言,狼疮患者更容易发生感染。这也是临床上诱发狼疮活动和复发的一个重要且常见因素。

其次,这匹"狼"青睐于育龄期女性,随着怀孕和分娩的到来,孕妇身体的激素水平出现波动,往往也会造成系统性红斑狼疮的复发。

此外,过度劳累、情绪波动、精神刺激,都是加重及导致疾病复发的因素之一。

因此,除规律用药、定期复查以外,还要避免到人员密集场所以增加感染风险,生活规律,适当锻炼,避免压力较大,保证充足睡眠,同时加强自己对疾病的认识,树立对生活的信心,"与狼共舞"。

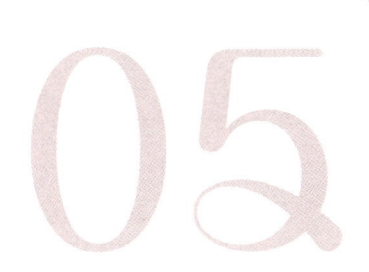

第五章

系统性红斑狼疮该如何治疗

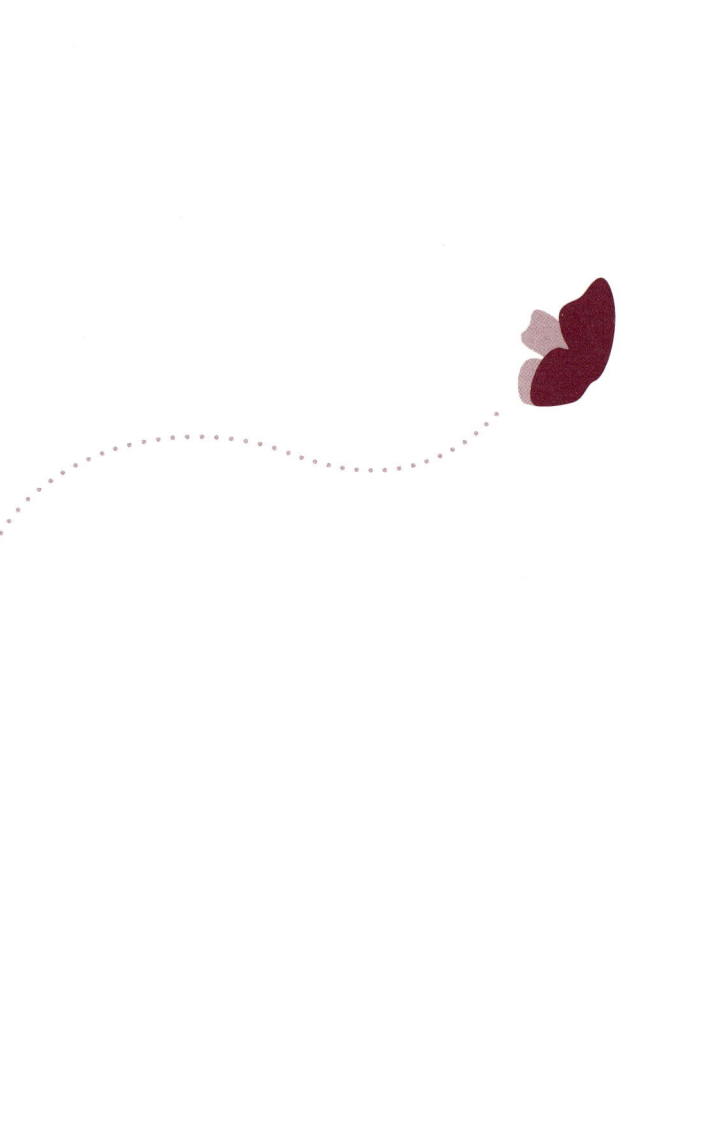

系统性红斑狼疮虽然不能治愈，但能控制住病情，使患者可以像正常人一样学习、工作、生活。狼疮的治疗不是一蹴而就的，从医生评估病情、出具治疗用药方案，做好用药前筛查，定期评估治疗效果，定期评估患者耐受情况，根据病情调整用药方案，对患者进行宣教，到患者严格遵医嘱用药，配合用药前筛查，定期复诊配合评估，了解或注意药物不良反应，接受医生的健康宣教，合适的锻炼等，是一个漫长且需要医生和患者相互配合的过程。尤其是系统性红斑狼疮的长期性和复发性可能使治疗过程稍显曲折，但只要坚持医患的积极配合和沟通，轻症患者甚至可以实现"零激素"，病情不稳定的患者实现较快地控制病情，减少内脏系统的累及。那么，治疗系统性红斑狼疮的药物有哪些呢？这些药物会出现什么副作用？服药有什么注意事项吗？服用这些药物会伤肝、伤胃吗？目前有治疗系统性红斑狼疮的新药吗？

056 系统性红斑狼疮治疗到什么程度才算达到控制了

有些患者因为疾病的反复发作而感到焦虑，有些患者因为整日吃不完的药而感到烦恼，有些患者因为听说疾病要终身伴随而感到沮丧……其实，系统性红斑狼疮虽然不是能治愈的疾病，却是可以控制的疾病。"那么，系统性红斑狼疮治疗到什么程度才算达到控制了？""是出现的一些症状好转了就控制了吗？"其实，疾病控制与否，除了看临床症状的改善程度，还要结合实验室指标一起判断，因为患者的主观感受不能全面反映疾病的实际损害。

"达标治疗"理念在许多风湿免疫病临床诊疗中已深入人心。系统性红斑狼疮治疗的"达标"，也就是患者口中的"疾病控制"是达到什么程度呢？首先是系统性红斑狼疮疾病活动指数的判定，对于患者来讲，通俗的理解就是临床症状的缓解或脏器无损害或脏器损害的缓解，比如说发热、皮疹红斑、关节疼痛、口腔溃疡、脱发等症状好转或消退；或心脏引起的不适、积液等缓解，肾脏引起的蛋白尿明显减少，血液系统累及的血细胞减少明显上升且稳定等；其次是血清学检查无异常，包括患者熟知的抗核抗体、抗双链 DNA 抗体，免疫球蛋白和补体、红细胞沉降率等指标，最后还包括每日糖皮质激素剂量≤5 mg，或以稳定剂量使用免疫抑制剂。患者在自觉临床症状明显好转的情况下，请及时就诊，经过医生通过实验室检查进行综合评估来判定系统性红斑狼疮是否达到控制。现有的治疗现状表明：经过规范免疫治疗，超过 50％的系统性红斑狼疮患者可实现疾病的控制，10 年生存率＞90％，30％～40％的系统性红斑狼疮患者可达到疾病控制并维持≥5 年。但系统性红斑狼疮本身具有周期性复发、顽固性活动以及激素减量容易失败等特点，从而出现病情缓慢进展与急性发作和稳定交替进行的情况，所以患者一定要注意随诊、定期复查、积极就诊。

057 治疗系统性红斑狼疮的药物有哪些

患者经常困惑地向医生提问："治疗狼疮的药物那么多，哪种药物是最有效的？""某某患者用了某某药，效果挺好，医生为什么不给我用那种药，我能换成那种药吗？""为什么有些患者吃的药物种类那么少，我却要吃好几种？"确诊系统性红斑狼疮后，如何选择用药需要由医生对疾病活动度结合严重程度进行详细评估，从而决定治疗方案。因为疾病活动程度的不同、累及内脏系统的不同、患者对药物治疗反应的不同，往往选择药物的种类和数量就会有所不同，适合其他患者的药物不一定适合您，是"因人而异、看人下菜"的。系统性红斑狼疮的主要用药分为以下几大类。

第一类是抗疟药，氯喹或羟氯喹，是所有狼疮患者的基础用药，除非患者有过敏等禁忌证。

第二类是糖皮质激素，包括醋酸泼尼松、甲泼尼龙等。对于轻症患者，部分人是没有用过激素的，而对于重症患者，有些人经历了口服大剂量激素或行激素静脉冲击治疗的过程，所以，激素的使用应根据不同病情因人而异，并且选择不同剂量与剂型。

第三类是免疫抑制剂，免疫抑制剂的种类繁多，医生会根据患者受累脏器情况进行选择，主要包括环磷酰胺、吗替麦考酚酯（霉酚酸酯）、硫唑嘌呤、环孢素、他克莫司、甲氨蝶呤、来氟米特、艾拉莫德等。如蛋白尿常选用环磷酰胺、吗替麦考酚酯或他克莫司等的其中一种，血液系统累及者环孢素比较常用，关节肿痛明显常加用甲氨蝶呤、来氟米特等。

第四类是生物制剂，对于较难治疗的系统性红斑狼疮，经过上述激素及免疫抑制剂治疗效果不佳，可选用生物制剂，主要包括利妥昔单、贝利尤单抗、泰它西普等。

第五类为非甾体抗炎药，主要用于轻度狼疮，特别是发生关节炎时，非甾体抗炎药可作为缓解症状的治疗。

第六类是静脉用丙种球蛋白，适用于病情严重和（或）并发全身性严重感染者，常能协助控制病情。

第七类为中药提取物或中药，雷公藤多苷片用于轻中度系统性红斑狼疮的治疗；白芍总苷用于系统性红斑狼疮的辅助治疗。而中药辨证论治、个体化配方则适用于系统性红斑狼疮的整个治疗病程。

058 治疗系统性红斑狼疮的糖皮质激素有好几种，该如何选择应用

系统性红斑狼疮治疗最常用且有效的药物是糖皮质激素。糖皮质激素就是医患口中常说的"激素"，它不是一种药，而是一类药物的总称。根据糖皮质激素在体内半衰期和作用时间长短，糖皮质激素类药物有短效抑制类（8～12小时），如可的松、氢化可的松；中效抑制类（12～36小时），如醋酸泼尼松、醋酸泼尼松龙、甲基泼尼松龙；长效抑制类（36～54小时），如地塞米松、倍他米松。根据糖皮质激素的剂型，又可分为注射类制剂以及口服剂型：口服糖皮质激素临床使用比较广泛，短效、中效、长效类均有口服片剂；注射类的糖皮质激素，包括氢化可的松注射液、甲泼尼龙针剂。它们均具有抗炎、抗毒、抗休克、免疫抑制等多种药理作用。治疗系统性红斑狼疮常选用中效糖皮质激素，原因如下。

短效制剂的可的松、氢化可的松，与人体内源性皮质激素功能相同，抗炎效力弱，作用时间短，有糖皮质激素和盐皮质激素活性，对下丘脑-垂体-肾上腺（HPA）轴的抑制作用较轻，水钠潴留不良反应明显，也就是容易出现水肿，临床上常用于肾上腺皮质功能不全的生理性替代治疗。

中效制剂的泼尼松（强的松）等为外源性激素，抗炎作用强于短效制剂，作用时间延长，并降低了水钠潴留造成的水肿副作用，是治疗自身免疫病的主要药物。既加强了抗炎作用，又减少了副作用。

长效制剂的地塞米松、倍他米松也是外源性激素，抗炎作用更强，作用时间更长，并进一步降低了水钠潴留，但是对人体下丘脑-垂体-肾上腺（HPA）轴抑制作用时间长而强，使人体自身激素分泌功能受到影响，故不宜长期使用，只适于短期

使用。尤其是儿童，应避免使用对 HPA 轴影响较大的长效激素，使用长效激素易出现抑制生长发育的副作用。

系统性红斑狼疮的治疗常选用中效糖皮质激素泼尼松或甲泼尼龙，以口服治疗为主。当病情严重、疾病活动难控制时，才会选用针剂甲泼尼龙静脉输注或大剂量冲击疗法。所以，激素的选用是根据患者的具体病情来选择适合的种类及剂量的，患者不必"人云亦云"，应及时咨询医生，具体情况具体分析。

059 治疗系统性红斑狼疮，可以不吃激素吗

"听说激素有很多副作用，我不要吃激素。""治疗红斑狼疮的药那么多，为什么一定要给我加激素治疗？"关于加激素治疗，目前对于系统性红斑狼疮的治疗，国内外制定的指南一致指出：推荐糖皮质激素是控制系统性红斑狼疮的基础用药，在系统性红斑狼疮的治疗中，激素发挥抗炎、免疫抑制等多种作用，有助于减轻症状、控制病情。治疗系统性红斑狼疮是否加用激素，是由医生评估病情决定的，患者应该遵从医嘱，不能自行随意停用激素治疗。对于评估后病情轻度的狼疮患者，尤其是内脏系统未受累及发病的情况，羟氯喹或非甾体抗炎药能较好控制病情，是可以不加用激素治疗的；此期的大部分患者均可以寻求中医药治疗，甚至有部分患者单纯服用中药就能控制病情；但这部分患者应按时服药、定期随访，以确保病情长期稳定、预防复发。对于需要使用激素治疗的患者，医生会评估患者的疾病活动度及受累器官的类型和严重程度，制定个体化的激素治疗方案，会尽可能采用控制病情所需的最低剂量，并在后续治疗中，根据患者疾病活动度、用药时间长短、激素的治疗效果及不良反应等情况来调整激素剂量与用法；在这种病情需要采用激素治疗的情况下，患者为了自身健康应积极配合治疗，及早控制病

情。虽然激素副作用较多，但是在医生正确评估病情适时加减用量及患者遵从医嘱、保持良好依从性的情况下，激素就能更好地发挥治疗作用，从而可以顺利、及时地撤减激素，减少副作用的发生。大部分病情活动的系统性红斑狼疮患者，经过激素及时治疗控制了病情，后续逐渐、平稳地撤减激素，逐步减量至相对安全的剂量范围（每日泼尼松≤7.5 mg），此时糖皮质激素受体完全通过基因效应发挥作用，不良反应往往为零。

060 吃了激素，是不是再也撤减不掉了

糖皮质激素产生的副作用让患者对它望而生畏，其实，部分狼疮患者在接受规范治疗后，是有可能停用激素的，这也是医生和患者想达到的一种目标。系统性红斑狼疮的治疗方案因人而异，故而撤减激素的时间节点不同。随着对疾病的认识，临床中发现有些患者在病情长时间稳定以后，是可以停用激素的，但是还需要服用小剂量的其他免疫抑制剂或中药治疗。现有的研究表明：在既往没有重要脏器受累，或系统性红斑狼疮达到缓解至少1年以上的患者中可以尝试减停糖皮质激素；而逐渐减停糖皮质激素，联合使用羟氯喹、免疫抑制剂或生物制剂等策略，有助于避免疾病复发。

然而停用激素治疗，并不意味着患者的病情已经治愈或者根治，只是由于病情长期处于稳定状态，可以停用激素治疗而已，而且在停用激素的治疗过程中，患者还需要定期到风湿免疫科就诊，患者可以每3个月或每半年到风湿免疫科评估病情。一旦发现狼疮病情活动，就需要及时加用激素或其他免疫抑制剂治疗，防止病情进展或者加重。在整个停用激素过程中需要患者规律就诊，医生定期评估，使病情长期处于稳定。患者应该注意以下几点。

（1）坚持按时吃药和复查，这是系统性红斑狼疮病情稳定的重中之重，这类患者一般都会坚持去同一个医院甚至找同一个医生就诊，认真按照医生的嘱咐去复查和反馈自身情况。但是有些患者觉得偶尔偷懒一两次不要紧，觉得复查频率太高很麻烦，这样容易造成病情的长期反复。因为医生往往很难做到提醒每个患者复查，这时就需要患者的自觉管理，因为一旦错漏几次，就会给病情埋下不稳定的隐患。

（2）中医有言"疾病七分治，三分养""移情易性"都是对病情有益的，患者平时可以进行一些舒缓的兴趣爱好培养，如音乐、书法、绘画等，缓解情绪的同时还能给生活增添乐趣，多和朋友聊天或倾诉心事，要保障睡眠质量，良好的心态和生活习惯有助于狼疮的病情稳定。

（3）"不惧怕狼疮""消除恐狼情绪"是许多患者在确诊后，医生给的第一句忠告，但很可惜听进去的人并不多。能听进去的那些患者，基本上都能达到病情稳定，她们坚持如健康人一般地生活、工作、运动，良好的心态反馈到身体就是良好的精神状态。因此，定期复诊、规律治疗、心态积极是稳定病情，撤减激素甚至停服激素的关键。

061 激素该什么时候吃

"医生嘱咐我早上服用激素，激素服用时间对治疗效果有影响吗？""如果我早上忘记服用激素了，其他时间还能补吃吗？"经常会有患者咨询类似的问题。糖皮质激素是治疗系统性红斑狼疮的一种强有力的药物，但许多患者存在一个误区：认为只要按时服药就行，却忽略了服药时间的重要性。事实上，糖皮质激素的服用时间对于药物的效果有着至关重要的影响，选择合适的服药时间，可以让糖皮质激素的作用更加精准、有效。

目前的研究表明，早晨8点是服用糖皮质激素的最佳时间：这是因为早晨是人体肾上腺皮质激素分泌最旺盛的时候，此时服用糖皮质激素可以更好地模拟人体自然的激素分泌模式，减轻药物对身体的负担；此外，早晨服用激素还有助于提高药物的吸收率和利用率，使药物在体内迅速达到有效浓度，从而更好地发挥治疗作用。夜间人体内的激素水平较低，此时服用糖皮质激素可能会打破身体的平衡，有增加药物副作用的风险，还可能影响睡眠质量。虽然早晨是大多数患者服用糖皮质激素的最佳时间，但也有一些特殊情况下需要调整服药时间。例如，对于某些需要长期大量使用糖皮质激素的患者，医生可能会根据患者的具体情况和病情调整服药时间，以减少药物副作用和提高治疗效果。

对于每日服用1次激素的患者，如果当日发现错过了服用时间，应在当日发现时立即补服，但是如果在第二日才发现前一日漏服了激素，那么就不要补服了，只服当日的1次就可以；对于隔日服用1次激素的患者，如果在服药当日发现忘记服药应随时立即补服，如果在第二日发现漏服了前日的激素，也应立即补服，以后的服药时间按照补服的时间顺延。总之，患者在服药过程中应密切关注身体状况，如有任何不适或疑虑，应及时咨询医生，调整服药时间。

鉴于激素的胃肠道不良反应，建议患者饭后服用。有些喜欢睡懒觉的患者，遵循了早上8点服用激素的要求，却省略了吃早饭的时间，尤其需要注意这个问题。临时服用激素时，也尽量先进食一些糕点，切忌空腹服用激素。

062　激素该怎么减量

激素是一把双刃剑，准确把握激素的使用剂量是系统性红斑狼疮治疗过程中至关重要的一步。治疗中患者最关心的还是"激素何时能减量，一次能减多少"。根据《2020 中国系统性红斑狼疮诊疗指南》，使用激素时应根据疾病活动度、激素不良反应发生情况，从而对激素剂量进行调整并确定减药、停药的时机，减量过程必须逐步而缓慢，避免突然停药。经治疗狼疮缓解后，激素应逐渐减量以便减少对身体的副作用，减量方法不当，会引起狼疮复发。所以，患者在整个激素撤减的过程中应定期随访，遵从医嘱，因为每个人的病情不同、激素用量不同、加用免疫抑制剂不同、对药物治疗反应不同等多种因素的影响，激素撤减的剂量和时间也会不同，没有固定的方案可言。基本原则为病情经医生结合临床症状和实验室指标评估基本控制后才能逐渐减量：激素日服剂量 $>40\ mg$，每 $1\sim2$ 周可减 10%，约为 1 片泼尼松的量；激素日服剂量为 $25\ mg$ 时，减量速度较前减慢，间隔 $4\sim8$ 周为宜。随着激素剂量逐渐减小，减量的速度也逐渐减慢，减量前应由医生评估患者的临床症状（有无新出现的低热、乏力、红斑皮疹、关节痛、口腔溃疡、脱发等）和疾病活动指标（补体的明显降低、双链 DNA 的滴度明显升高、有无蛋白尿及明显的血象变化），密切观察，酌情调整。同时中医药因为多靶点、副作用小的特点，临床广泛应用于系统性红斑狼疮的治疗，有助于减少激素用量、减少激素副作用，起到增效减毒的明显治疗效果。

在此，提醒患者防止以下两种情况的发生，常有患者因为以下理由而导致狼疮复发。其一：有的患者家住偏远，购药不方便，激素用完后就停用激素。其实，现在许多医院都有互联网医院，方便购药困难的患者线上配药，与线下就诊享受同样的医保。其二：有的患者，特别是年轻女性，因担心体形改变，往往自行过快减量激素。以上两种我行我素的情况可能会引起狼疮复发，请患者谨记！

063 每次激素减到2粒以下就会反弹，我打算终身服药

系统性红斑狼疮是一种具有慢性、反复性、长期性特征的自身免疫病，治疗的目标是：控制疾病活动，改善临床症状，减少器官损害，减少不良药物反应，预防和减少复发，达到临床缓解或最低疾病活动度，降低病死率，提高患者生活质量。临床中有部分病情比较稳定的患者，当激素减量到一定剂量时，会出现病情复发的情况。激素减量后病情复发，到底是什么原因呢？首先我们需要明确激素究竟是如何治疗狼疮的：激素在治疗系统性红斑狼疮过程中发挥抗炎和免疫抑制的作用，但是激素并不能直接抑制系统性红斑狼疮抗体的产生，而是通过阻断抗原和抗体结合，减少免疫复合物的产生来控制病情的。如果激素减量不当或减量过快，对抗原抗体结合的阻断作用减弱，免疫复合物就会大量产生，再次损伤机体，导致病情复发。如果把激素比作"严厉的警察"，把抗原抗体比作"要合伙做坏事的小偷"，当"警察"盯着他们俩的时候，两个"小偷"就安安分分的，当发现"警察"不在时，他们就会重新相聚做坏事。尤其两个"小偷"做坏事的本性难改，"警察"严厉长时间监管（即长时间大剂量使用激素），一旦突然松弛（减量不当），他们可能会变本加厉地做坏事（即复发）。激素减量有以下几种情况需注意。

（1）激素减量速度过快。部分患者恐惧激素副作用，在减量过程中没有按照医生的要求分阶段减量，盲目追求速度，反而导致病情反跳，前功尽弃。

（2）大剂量激素使用时间太长。激素对人体自身肾上腺有抑制作用，大剂量激素长时间使用，这种抑制作用会越来越明显，甚至引起肾上腺的萎缩，导致肾上腺的分泌功能低下，这

时候减量更应该谨慎。

（3）是否联合用药。病情较轻时，单用激素就能够取得良好的治疗效果，减量时反弹的概率也比较低。甚至部分病例可以不使用激素治疗，而是选择副作用更小的羟氯喹。但是重症狼疮患者因为肾脏、心脏、肺脏、脾脏、肝脏等器官出现不同程度的损害，那么单纯用激素治疗不仅效果不好，减量也非常困难，治疗中需配合其他免疫抑制剂联合应用，往往会减少因激素减量引起的反跳。

（4）减量时机选择不当。如果选择生活或工作环境改变、气候变化、病毒感染流行、轻度发热、疲劳程度高的时期进行减量，即便减的量非常小，也会使病情复发率增高。

因此，对于已经小剂量服用激素的稳定期患者，应定期来医院检查皮质醇水平，如果肾上腺萎缩导致自身激素分泌减少，撤减激素就要慎重；如果肾上腺功能尚可，可以小剂量逐渐减少激素用量，如尝试减 1/4 粒等，可以更小剂量、更长时间进行尝试，找到适合病情的激素最小剂量，甚至停用。激素撤减是一门学问，需要在风湿科医生指导下平稳撤减，切不可自行做主。如今我们治疗系统性红斑狼疮的目标是"最小激素"，在专科医生的管理下，定期检测和评估，"零激素"不是梦想。

064 激素的毒副作用好多，能预防吗

患者对于糖皮质激素是"又恨又爱"，它虽然能快速控制狼疮的急性发作、稳定病情，却也给患者带来无尽的烦恼："激素的副作用有那么多，我使用激素的时候应该注意什么？激素的副作用能预防吗？怎样做才能减少激素的副作用？"减少激素副作用的办法，就是针对激素不同的副作用，给予药物，来尽量进行预防：比如吃激素的时候，保护胃黏膜的药一起吃，也要

配合钙片一起吃……还有一些可能发生的副作用无法提前预防，需要患者定期做复查，一旦发现副作用，应及时对症处理；同时，医生也会评估患者病情，力求把激素维持在最小的有效剂量，以减少药物的不良反应。激素常见的副作用及预防、治疗措施如下。

（1）血糖升高：患者在服用激素后应注意饮食控制，保持可耐受体力运动，监测血糖。部分患者服用激素后出现影响胰岛功能，血糖升高，甚至达到糖尿病的情况。一旦出现糖耐量异常或血糖升高，必要时加用降糖药物。

（2）上消化道出血：服用激素的患者可同时服用抑制胃酸或保护胃黏膜的药物来预防。

（3）高血压：服用激素时要注意尽量低盐饮食，平时自测血压，一旦发现血压持续偏高，需及时就医，确诊高血压病后应服用降压药物，定期监测。

（4）高脂血症：激素易影响脂质代谢，服用激素的患者应低脂饮食，但要保证营养，而不是只吃素，只要避免太油腻的饮食即可，食物烹饪方法以清蒸为主，减少红烧或煎炸的使用方法。同时一定要定期做血脂检查。一旦出现血脂偏高，就要积极应用降脂药物。对于出现向心性肥胖的患者，应调整心态，告诉自己控制病情更重要，只要病情得到控制，激素就可以逐渐减量，肥胖的副作用也会得到缓解。

（5）骨质疏松：补充钙片和维生素D，定期查骨密度。如果出现骨质疏松应积极及时就诊进行骨质疏松的治疗。

（6）感染：使用激素的患者最常见呼吸道感染。平时注意多洗手、屋内通风、少去人密集场所，冬春季外出戴口罩。一旦出现发热、咽痛、咳嗽咯痰等症状，及时就医，不要自行服用药物延误诊治。

（7）精神症状的治疗：部分患者服用激素会出现明显失眠、

兴奋等症状，医生可适当开具一些镇静药物。

（8）青光眼、白内障等眼部疾病：对于长期服用激素的患者，应定期到眼科就诊，告知眼科医生服用激素的时间及剂量等，以便及早发现激素引起的眼部疾病副作用。

以上一些常见的副作用，不是只要服用激素就一定会出现的，患者一方面要定期随访，重视起来，一方面不必过度担忧，加重病情。激素可谓是把"双刃剑"，能否将这把"双刃剑"使用好，需要在专科充分权衡其利弊，并且要做好相应的预防措施。

065　吃了激素，为何要补钙

很多患者常问："吃激素为什么要补钙？"主要原因就是长期服用激素容易引起骨质疏松。那么骨质疏松是怎么造成的呢？人体的钙离子99%储存在骨骼和牙齿中，糖皮质激素的长期应用会破坏体内钙离子的平衡从而造成骨质疏松。这是因为激素会减少肠道对钙的吸收能力，也就是说，即便饮食中钙的含量足够，体内实际可利用的钙量也不一定会相应增多，甚至减少，这就是服用激素造成的钙吸收障碍；此外，激素还会加速肾脏对钙离子的排泄，促进钙的流失；吸收不足及排泄过多就造成了体内钙质的明显不足，从而导致骨质中的钙明显减少。人体骨骼的密度正常是由于成骨细胞和破骨细胞维持平衡的结果，两种细胞作用相反：成骨细胞可以促进钙离子的吸收，让骨骼长得更加结实；破骨细胞可以促进钙离子的排泄。两种细胞同时存在，让我们的骨骼可以一直维持稳定的形态，就像让跷跷板处于平衡状态一样。然而，激素的长期应用，会打破这种平衡，激素会抑制成骨细胞的形成和功能，并增强破骨细胞的活性，导致骨骼内的钙离子大量丢失，形成骨质疏松。

骨质疏松严重者可能出现周身疼痛、活动受限、行动困难等；骨质疏松还可能增加骨折风险，导致残疾，严重降低患者的生活质量。

因此，长期使用激素的患者应该进行补钙。首先：要确保有充足的钙摄入，成年人的推荐每日钙摄入量通常为 800 mg，具体需求可能因个人健康状况、生活方式和其他因素而异，每日最高耐受量为 2 000 mg。在使用激素期间，由于激素使用剂量和时间的不同，可能需要调整用量，一般每日需用量为 600～1 200 mg。食物是最好的钙来源，包括乳制品如牛奶、酸奶、奶酪，绿叶蔬菜如甘蓝、芥蓝等，豆类及其制品如豆腐等，以及富含钙的食品，都可以在日常生活中摄食补充。其次：适当的体力活动对于维持骨骼健康非常重要，有助于提高骨密度，减少因激素使用而导致的骨质疏松的风险，但是患者对待运动一定要量力而行，不可过量。

虽然补钙很重要，但过量补充钙质也可能出现高钙血症，对健康不利。所以患者要遵循医生的建议，定期监测骨密度、血钙水平，以监测骨骼健康状况和补钙的效果，每日钙摄入量不要超过推荐的剂量。

066　吃了钙片，还需要吃骨化醇吗

如上所述，长期使用激素容易造成缺钙，但是补进去的钙质是否吸收，与体内维生素 D 水平密切相关，没有充足的维生素 D，会存在钙片吸收困难的现象。同时，长期服用激素，人体内维生素 D 的代谢也会受到干扰，加剧钙流失。维生素 D 对于钙的吸收至关重要，确保足够的维生素 D 摄入可以帮助提高钙的吸收率，能把服用的钙片最大化利用，从而提高体内钙的含量，为骨质密度的增加提供"原料"。维生素 D 就像钙剂的

好伴侣，钙的吸收离不开它，钙剂本身就含有少量的维生素D，吃了钙片，要不要另外补充维生素D，是要根据体内维生素D的水平决定的。

常用的骨化三醇/阿法骨化醇就是维生素D的活性代谢产物之一。骨化三醇/阿法骨化醇被服用后，在肠道直接被吸收，从而促进钙的吸收。骨化三醇/阿法骨化醇的服用建议从每日1粒（0.25μg）开始，一般不超过2粒。常用的钙剂为碳酸钙和维生素D_3的复合制剂。维生素D_3在钙吸收和代谢中起到关键的调节作用，促使肠道对钙的吸收和骨骼对钙的利用。

有一项血液检查为1-25羟基维生素D，能及时检测体内维生素D的水平，当此项血液指标偏低时，我们建议患者除了钙片的摄入，还要加用骨化三醇的治疗，保障体内维生素D水平正常，促进摄入钙剂的充分吸收；当此项指标正常或略有偏高时，服用激素补充钙质的患者可以不用额外加用骨化三醇的补充治疗，碳酸钙本身含有的维生素D即可帮助摄入钙的吸收。

长期服用骨化三醇和钙剂的患者，应注意定期检测血钙，一旦发现血钙增加，就应减少剂量。生活中充足的阳光可以促进体内维生素D的活化，使它更好地被人体利用，但是对于有红斑、光敏感的患者来说，不适宜采用此种方法；此外，维生素D的食物来源包括鱼肉、鱼肝油等。

钙和维生素D是维护骨骼健康的重要营养素，就如同建房子需要的沙石、水泥等原料。对于骨质疏松的患者，单吃维生素D、不吃钙片没有作用，因为维生素D只是作为能够促进钙吸收的一种药物，本身并不能补充钙质；单吃钙片，在体内维生素D缺乏的情况下，不吃骨化三醇也没有效果，摄入的钙不能吸收而白白浪费了。

067 吃了钙片容易导致结石吗

一般情况下正常补钙是不会导致结石的,但如果过度服用钙片,还是会引起结石的发生率增加,正所谓过犹不及。结石的形成是由多种因素造成的,不只与补钙有关。那么什么情况下我们需要口服钙片?每日钙的摄入量需要多少呢?当我们出现骨质疏松或者检查电解质钙偏低时,则需补充钙,成人每日需要的钙元素为 800 mg。但是在儿童、老人群体中,每日需要的钙元素为 1200 mg。如果人体内缺少足够的钙,就会出现骨质疏松、营养不良等问题。尤其对于中老年人来说,随着年龄的增大,人体内钙的含量也逐渐下降,因此特别容易出现骨折等异常情况。对于儿童来说,缺钙就会影响孩子骨骼的发育,影响孩子的正常成长,孩子会出现不易入睡、出汗、惊醒的情况以及腿软、抽筋、偏食的症状。此外,当代许多年轻人的生活习惯不良,长期熬夜、喝酒、喝浓咖啡以及户外运动缺乏,日照较少,很容易造成钙的缺乏,所以我们除了要口服钙片之外,也要通过改变日常的生活习惯,比如适当服用牛奶、新鲜水果等促进钙的吸收,保证充足的睡眠,增加户外运动。

但是在补钙后,有些患者担心补钙会不会导致自己结石的发生,尤其是当发现有肾结石或者胆囊结石后,担心加重结石,不敢服用钙片。这两种结石的形成原因与高钙尿、高草酸尿、高尿酸尿、低枸橼酸尿等因素有关。当我们长时间吃钙片,钙的摄入过量,会导致高钙血症,进而出现高钙尿,促进草酸钙结石和尿酸钙结石的生成。当然,不能因噎废食,低钙饮食也可以促进食物中草酸盐的吸收,进而导致尿液中草酸排泄的增加,而尿液中过多的草酸排泄与钙离子结合就会增加草酸钙结晶的形成。因此，任何营养物质都不是多多益善的，摄入量超过生理需要水平时只会有害我们的健康。为了预防结石的形成，我们需要多饮水，每天至少饮 2.5 L 以上，适当运动。除此之外，要少吃含草酸高的食物，比如芥菜、菠菜、芹菜，吃之前要焯水，豆制品类要少吃，红肉海鲜也要少吃，这些都是少吃，不是完全不吃。此外，含嘌呤高的食物也要少吃，比如动物内脏之类的。

在风湿免疫病的治疗中，我们常常会使用激素治疗，激素的副作用中就有引起骨质疏松的发生，从而使骨折的风险增加，补充钙可以有效缓解骨质疏松的发生。但是钙也不是补充得越多越好，人体中的营养素含量需要处于一个稳定、平衡的状态，补钙过量时，也会影响其他矿物质的吸收，所以不要盲目补钙，患者可先到医院检查电解质，看自己是否缺钙，然后在医生的指导下补充钙剂。所以说，只要我们控制好补钙的量，一般情况下是不会出现结石的。

068 吃了激素，需要补钾吗

少剂量激素短时间内服用，一般是不会导致钾的流失，所以也不需要补钾。但是长时间服用激素，或者大剂量服用激素后，体内激素的含量升高，会促使钠离子从尿液里排出，导致水钠潴留，钾离子的水平也会被稀释。另一方面，由于钠离子在肾脏里重吸收增加，相应的钾离子也会排出过多，这主要是由人体细胞膜上的钠钾泵决定的。而且激素本身也会影响钾的吸收，进而导致电解质紊乱，从而出现低钾血症的情况，这种情况下才需要补钾。当体内钾含量过少时，患者可能会出现腹胀、厌食、恶心、乏力等不适症状；严重的时候，还可能会出现呼吸困难。不过补钾与否还是需要根据体内电解质的情况来决定。大家不要担心，激素引起的低钾血症，一般情况下是可以治好的。通过停止使用激素，或者口服、静脉输入补钾类药物的方式来治疗，都可以达到很好的治疗效果。患者在疾病治疗期间也可以通过食用含钾量高的食物补充钾。

069 有什么食物可以补钾

我们缺钾时，就会想通过食物可以补钾吗？吃什么食物可以补钾呢？首先，钾是可以通过食物来补充的，比如大家熟知的香蕉，但是香蕉中糖分含量比较高，对于糖尿病患者来说就不是很友好。

其实日常生活中有很多富含钾的食物，我们按含钾量的高低将此类食物分为3类。

（1）含钾非常高的食物：含钾量＞1 000 mg/100 g：各种豆类、豆腐皮、莲子、花生米、蘑菇、紫菜、海带等。

（2）含钾很高的食物：含钾量＞500 mg/100 g：山芋、马铃薯、笋、菠菜、黑枣、木耳、火腿、猪肉松、鱼等。

（3）含钾较高的食物：含钾量为270～500 mg/100 g：玉米、韭菜、黄豆芽、莴苣、鲤鱼、鲢鱼、黄鳝、猪瘦肉、羊肉、牛肉、猪腰、红枣、香蕉等。

但补钾的同时，我们也要注意，对于肾脏或者内分泌功能受损，不能正常排钾的人群，不宜摄入过多的钾，以免导致高钾血症。

070 儿童吃了激素，会影响发育吗

人体内的激素是相对稳定平衡的，毋庸置疑，儿童长时间使用激素，会造成激素水平异常，影响生长发育，所以建议不

要给儿童随意使用激素。首先，儿童年纪较小，各个脏器以及生理功能还没有发育完全，如果长期、大量使用激素，容易使儿童性发育提前，骨骺过早闭合，抑制生长发育，导致身高过矮或出现巨人症，但如果骨骺没有完全闭合，停止使用激素后，还能恢复生长；此外，还会影响内分泌系统，增加肥胖的风险；并且会影响钙的吸收，导致骨质疏松，当儿童在剧烈活动后，很容易发生骨折；使用激素对儿童的肝肾功能也会造成一定的损伤，从而使免疫力下降，增加细菌或病毒感染的风险。其次，长期大剂量使用激素软膏可引起皮肤萎缩、毛细血管扩张、色素减退或沉着，还可诱发痤疮、毛囊炎、真菌感染、激素依赖性皮炎等。但是家长们也不能望而生畏，杜绝一切激素的使用，还需听从医生的建议。

071 医生为什么给我用化疗药治疗系统性红斑狼疮

许多免疫抑制剂的说明书中提到：本药适用于肿瘤的治疗。患者就会有这样的疑问，我又不是肿瘤患者，为什么要用化疗药？使用这些药物会对身体造成很大伤害吗？的确，肿瘤患者也需要用到免疫抑制剂。但是，免疫抑制剂就等于化疗药吗？很显然，这两个概念是不能画等号的。那为什么免疫抑制剂同样适用于自身免疫系统疾病和肿瘤疾病呢？这是因为肿瘤细胞和免疫细胞有共同特点，即在机体内不受控制地胡乱生长，免疫抑制剂可以控制这种异常反应，但是肿瘤细胞与免疫细胞相比更加难被清除，因此在抗肿瘤治疗时使用的免疫抑制剂用量往往会很大。而在风湿免疫病中使用的免疫抑制剂用量偏小，所以副作用的发生率也偏低，不会对身体造成很大影响。由此可见，免疫抑制剂不等同于化疗药。免疫抑制剂剂量小的时候是抗风湿药，剂量大的时候才是抗肿瘤药。如常用于狼疮性肾炎的环磷酰胺（CTX）、常用于关节炎的甲氨蝶呤（MTX）、常用于免疫性血小板减少和重症狼疮的利妥昔单抗（美罗华）、常用于噬血细胞综合征的依托泊苷（VP16）等。而且用于治疗风湿病的这些免疫抑制剂也是经过大量临床研究证实其有效性和安全性之后才沿用过来的，并且调整了用量和疗程。只要在医生的嘱托下规律用药、定期监测，患者可不必过于担忧。

072 什么是免疫抑制剂

免疫抑制剂，顾名思义，是用来抑制免疫的，但这里提到的"免疫"和大家所熟知的"免疫力"还是有所区别的，免疫抑制剂的"免疫"指的是免疫反应，并且是异常的免疫反应。免疫反应相当于当人体内的"士兵"识别机体有"非己"物质时，就会集中起来攻打，直至清除。免疫是人体重要的自卫功能，人体依靠它能抵抗各种疾病。但正常的免疫是适度的、及时的，如果调控失常，出现不正常的免疫反应，不仅对机体无益，甚至会对人体的正常组织或细胞进行攻击，损害机体，从而形成自身免疫病。比如在风湿科常见的系统性红斑狼疮、类风湿关节炎、强直性脊柱炎等。这时就需要用免疫抑制剂来控制过激的免疫反应，使机体的免疫反应处于正常水平。它主要通过抑制细胞代谢途径和杀灭增殖细胞来发挥抗肿瘤和抗免疫的作用。常见的有激素、环孢素、他克莫司、硫唑嘌呤、甲氨蝶呤、环磷酰胺、吗替麦考酚酯等。然而，使用免疫抑制剂也会增加患者感染的风险，因此必须在医生的指导下使用。并且在使用免疫抑制剂期间，患者需要注意休息、保证充足的睡眠、清淡饮食，避免辛辣、刺激、油腻的食物，并积极参加体育运动以增强体质和提高自身的抵抗力。

073　为何要使用免疫抑制剂

正常情况下，身体的免疫功能处在一个动态平衡状态。免疫力也不是越高越好，免疫力过强会造成机体损伤，免疫力太弱则容易受到外界有害物质的侵害。而风湿免疫病患者机体的免疫功能往往是被异常激活的，免疫功能被激活后如果没有得到及时控制，就会产生免疫炎症反应，使身体的组织、器官发炎受损。最常受损伤的器官是关节、皮肤、肾脏等，所以很多风湿免疫病患者都会表现为关节痛、皮疹红斑、小便异常等症状。为了控制过激的免疫反应，减少炎症，减轻器官损伤，我们需要用到免疫抑制剂。

免疫抑制剂的作用是抑制免疫系统的功能，通过阻断或减弱免疫系统的反应，使其不能正常识别和攻击外来物质或病原体。免疫抑制剂常用于器官移植、自体免疫性疾病和某些免疫反应过度的疾病的治疗。免疫抑制剂的作用机制主要是抑制 T 细胞的活性、减少抗体产生、抑制炎症反应。免疫抑制剂的使用也有一些副作用，如增加感染和肿瘤发生的风险。在使用免疫抑制剂时需要密切监测自身状况，及时对剂量和治疗方案进行调整。

一般使用免疫抑制剂的目的是为了控制疾病，撤减激素。

074　常用免疫抑制剂的毒副反应有哪些

免疫抑制剂主要用于治疗炎症性疾病或自身免疫病。根据其作用机制和化学结构，免疫抑制剂可以分为 5 类，包括微生物代谢产物（如环孢素、他克莫司等）、抗代谢物质（如吗替麦考酚酯、甲氨蝶呤、硫唑嘌呤、来氟米特等）、烷化剂（如环磷酰胺等）、多克隆和单克隆抗淋巴细胞抗体（如抗淋巴细胞球蛋白等）以及其他种类（如糖皮质激素等）。不同的免疫抑制剂具有不同的不良反应，具体如下。

（1）糖皮质激素：肥胖；消化道反应，恶心、呕吐、腹痛、消化道溃疡；水肿；神经系统损伤，头晕、头痛、精神兴奋、烦躁失眠；感染；高血压；血糖、血脂升高；尿排钾增多，肌无力；肝损害；骨质疏松；白内障、青光眼。

（2）环孢素：肝、肾毒性；高血压；高尿酸血症；糖尿病；多毛；牙龈增生等。

（3）他克莫司：肾毒性；头痛、嗜睡、震颤等精神症状；致癌（皮肤等恶性肿瘤）；高血压；胃肠道反应，恶心呕吐；代谢异常，血脂、血糖、尿酸升高；电解质异常，血钾高、低血钙、低血镁。

（4）来氟米特：肝损害，可逆性肝脏酶（谷丙转氨酶和谷草转氨酶）升高；骨髓抑制、胃肠道反应，腹泻、腹痛；皮肤瘙痒、脱发、皮疹；高血压等。孕妇及备孕的男性禁用。

（5）吗替麦考酚酯：血液系统反应，贫血、白细胞减少；胃肠道反应，恶心、呕吐、腹泻、腹痛；诱发肿瘤（常规用量，出现率不高）；致畸。

（6）甲氨蝶呤：胃肠道反应，恶心、呕吐、腹泻；骨髓抑制，白细胞减少、血小板减少，从而导致各种出血症状；肝、肾毒性；皮疹或瘙痒；致畸，孕妇禁用。

（7）硫唑嘌呤：骨髓抑制，白细胞减少、中性粒细胞减少、血小板减少；肝毒性，黄疸；胃肠道反应，恶心、呕吐、腹痛；口腔溃疡；感染。

（8）环磷酰胺：骨髓抑制，引起白细胞、血小板下降；胃肠道反应，恶心、呕吐、食欲下降；脱发；出血性膀胱炎和移行上皮癌等。孕妇禁用，停药 3 个月后可用。

（9）艾拉莫得：胃肠道反应，恶心、呕吐、腹泻、胃痛；

皮肤反应，瘙痒、皮疹、红斑；肝损害；骨髓抑制，白细胞减少、血小板减少等；其他，头痛、乏力、发热。

（10）雷公藤多苷片：肝功能异常；胃肠道反应；骨髓抑制；性腺抑制，男性不孕，女性闭经等。

以上是每个药物的所有毒副反应，与抗生素和降压药一样，只要有可能，在药物说明书中都会被列出来，看起来让人发怵。其实风湿科医生非常清楚这些药物的毒副反应，临床用药后，会观察患者的反应，定期检测药物的安全性，患者不必过于担忧，因噎废食。

075 有什么最新的药物治疗系统性红斑狼疮

随着医学研究的深入，新的药物不断被开发出来，为患者带来希望。下面，我们介绍一些最新的治疗系统性红斑狼疮的药物。

（1）CAR-T疗法——瑞基奥仑赛注射液。系统性红斑狼疮的一个核心标志是B细胞自身耐受被打破，从而导致异常活化和大量自身抗体的产生。嵌合抗原受体T（chimeric antigen receptor T，CAR-T）细胞免疫治疗是将患者的外周血T细胞分离到体外并经过基因工程手段改造后，再回输至患者体内的一种细胞过继治疗方法（图1）。其赋予了T细胞靶向识别肿瘤细胞表面抗原特性，且不受主要组织相容性复合体（major histocompatibility complex，MHC）限制，是一种新型精准靶向治疗。CAR-T细胞疗法治疗从理论上讲，是组织中$CD19^+$B细胞和浆母细胞的深度耗竭触发系统性红斑狼疮患者的免疫重置，从而能够停止免疫抑制治疗。简单来说，就是将系统性红斑狼疮患者过度敏感的免疫系统的"精力"耗尽，然后让免疫系统自我重置。就像是电脑有时如果出现卡机或者乱码，就把电脑先关机，等过一阵子再开机，电脑就能恢复正常一样。

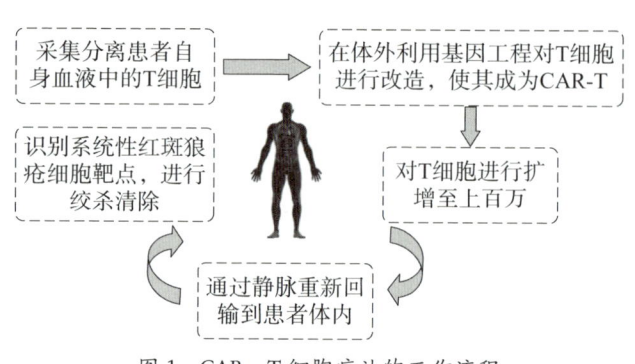

图 1　CAR-T 细胞疗法的工作流程

（2）阿尼鲁单抗（anifrolumab-fnia）。一种由美国食品药品监督管理局（FDA）最新批准的新型药物——阿尼鲁单抗（anifrolumab-fnia）。这款药物针对的是中度至重度的系统性红斑狼疮患者，为她们的治病之路带来了新的希望。阿尼鲁单抗是一种针对Ⅰ型干扰素受体（IFNAR1）的单克隆抗体，能够直接抑制并阻断Ⅰ型干扰素（IFN）的生物学活性。对于60%～80%存在Ⅰ型 IFN 通道活化的活动性系统性红斑狼疮患者来说，这无疑是一个重磅好消息！作为一种创新的治疗选择，阿尼鲁单抗的出现，不仅能够减轻患者的免疫和炎症反应，更因其良好的安全性，让患者可以期待更加明显和稳定的治疗效果。

对于系统性红斑狼疮的治疗，随着对疾病机制更深入的理解和新药物的开发，治疗前景正变得更加乐观。患者应与医生密切合作，根据自己的病情选择最适合的治疗方案，同时保持对新治疗方法的关注，以获得最佳的疗效和生活质量。

076　生物制剂的用途是什么

从自身免疫病来说，生物制剂是针对免疫细胞或细胞因子的靶向治疗药物，他们通过调节免疫系统来阻断炎症反应，因此具有很好的特异性，且起效时间快，敏感个体可以出现立竿见影的效果。生物制剂并不能根治系统性红斑狼疮等自身免疫病，这一点需要明确，但是对于控制疾病进展、避免致残，大有裨益。

根据作用靶点的不同，生物制剂目前可以分为五大类：①肿瘤坏死因子（TNF）抑制剂。②白细胞介素抑制剂。③针对 B 细胞的单抗。④针对 T 细胞的单抗。⑤口服小分子 Janus 激酶（JAK）抑制剂。目前市场上常见的生物制剂有司库奇尤单抗（可善挺）、阿达木单抗（修美乐，格乐立，安健宁，汉达远，苏立信，泰博维）、度普利尤单抗（达必妥）、依奇珠单抗（拓咨）、英夫利昔单抗（类克，类停，安佰特）、融合蛋白（恩利，益赛普，安佰诺，强克）、维得利珠单抗（安吉优）、抗人白介素-8 鼠单抗（恩博克）、乌司奴单抗（喜达诺）、古塞奇尤单抗（特诺雅）、培塞利珠单抗（希敏佳）、泰它西普（泰爱）、贝利尤单抗（倍利腾）等；而托法替布、巴瑞替尼、乌帕替尼、阿普斯特、阿布昔替尼属于小分子靶向药物，不是口服生物制剂。

生物制剂的作用主要包括抗炎、抗感染、抗自身免疫、抗休克、抗肿瘤等，需要在医生的指导下合理用药。

（1）抗炎：生物制剂是一种免疫抑制剂，可以抑制免疫系统，从而达到抗炎的效果，在一定程度上可以用于治疗系统性红斑狼疮、风湿性关节炎等疾病引起的不适症状。

（2）抗感染：生物制剂中含有抗病毒的成分，在一定程度上可以用于治疗病毒感染引起的疾病，如流行性感冒、新型冠状病毒感染等。

（3）抗自身免疫：生物制剂中含有多种抗体，患者在使用后可以产生相应的抗体，从而达到抗自身免疫的效果，在一定程度上可以用于治疗系统性红斑狼疮、类风湿关节炎等疾病引起的不适症状。

（4）抗休克：生物制剂可以作用于T淋巴细胞，从而达到抗休克的效果，在一定程度上可以用于治疗多种原因引起的休克，如失血性休克、感染性休克等。

（5）抗肿瘤：生物制剂可以通过促进T淋巴细胞的增殖，从而达到抑制肿瘤细胞生长的作用，在一定程度上可以用于治疗淋巴瘤、白血病等疾病引起的不适症状。

患者在使用生物制剂时，需要在医生的指导下合理用药，避免盲目用药，以免引起不良反应，损害身体健康。如果患者用药后出现不适症状，建议及时就医治疗。

077 常见的生物制剂有哪些，什么样的患者需要用生物制剂

对于一些病情严重或对传统治疗方法反应不佳的系统性红斑狼疮患者，生物制剂提供了另一种治疗选择。

生物制剂是一类通过基因工程技术生产的蛋白质药物，能够针对特定的细胞和分子，调节免疫系统的功能，减轻炎症和免疫反应。生物制剂通常针对特定的免疫介质，如细胞表面蛋白、细胞因子或其受体，通过阻断这些免疫介质的活性，来减少炎症和免疫系统的过度活跃。在系统性红斑狼疮中，常见的生物制剂包括：①贝利尤单抗（Belimumab）：这是针对B淋巴细胞刺激因子的生物制剂，可以抑制B细胞的生存和分化，减少自身抗体的产生，从而减轻炎症和免疫介导的组织损伤。②利妥昔单抗（Rituximab）：虽然未获FDA批准用于系统性红斑狼疮，但在实践中它被用来治疗重症系统性红斑狼疮，特别是在狼疮性肾炎和神经精神性系统性红斑狼疮中。利妥昔单抗通过靶向CD20阳性的B细胞，减少这些细胞的数量，从而减轻自身免疫反应。

不是所有的患者都适合使用生物制剂。通常，以下患者可

能需要生物制剂治疗：①对传统治疗反应不佳者：这些患者尽管使用了规范足量的药物治疗，但疾病仍然活跃，影响生活质量。②重症患者：如那些涉及重要器官损伤（如肾脏、中枢神经系统、血小板重度减少）的患者。

使用生物制剂治疗系统性红斑狼疮时需要密切监控毒副作用，包括增加感染风险。治疗前后，医生会密切监测免疫功能和整体健康状况，以确保安全和有效的治疗。

078 如果使用生物制剂，疗程需要多久

首先，什么是生物制剂呢？患者可以简单地理解成生物制剂就是一种实现点对点打击的强效药。那打击什么呢？打击的是过度活跃的自身免疫系统。既然生物制剂是用来打击过度活跃的自身免疫系统，那么自然是机体免疫系统什么时候恢复正常功能，什么时候才能停用生物制剂。机体免疫系统功能恢复正常就等于说疾病治愈了或者至少是达到临床治愈了，那达到疾病治愈需要多长时间呢？准确地说，并没有一个固定的时间，是否需要继续使用生物制剂这取决于病情的轻重。如果病情处于活动期，那么必须按照时间节点规律用药，不能间断，一旦停药，复发概率很高；如果患者的症状不明显，再结合检查、化验指标，经过医生的综合评估，在病情比较稳定的情况下，可以考虑生物制剂减量使用或者延长使用周期；如果疾病处于长期稳定的状态或者达到临床治愈，那么在医生和患者共同协商后，也是可以考虑停用生物制剂的。

079 系统性红斑狼疮患者使用这么多药，需要用保肝药吗

系统性红斑狼疮是一种慢性自身免疫病，它会影响身体的

多个系统,其中就包括肝脏。肝脏作为人体的重要代谢器官,负责解毒、合成蛋白质等功能。系统性红斑狼疮患者的免疫系统异常活跃,可能导致肝脏受到攻击,引发肝脏炎症或损伤。药物在治疗疾病的同时,往往伴随一定的毒副作用。而肝脏作为人体重要的代谢器官,很多药物都需要通过肝脏代谢。因此,肝脏很容易受到不同程度的损伤。治疗系统性红斑狼疮的常用药物包括非甾体抗炎药、免疫抑制剂、糖皮质激素、生物制剂和中药及中药制剂等。这些药物在控制疾病、减轻症状方面发挥着重要作用,但同时也可能对肝脏造成负担。那么,这是否意味着系统性红斑狼疮患者需要使用保肝药物呢?让我们来探讨这个问题。

药物对肝脏的影响

系统性红斑狼疮患者常用的多种药物都有可能对肝脏功能产生影响,具体如下。

(1)非甾体抗炎药(NSAIDs):长期或大剂量使用NSAIDs可增加肝损伤的风险。

(2)免疫抑制剂:如甲氨蝶呤、硫唑嘌呤、环磷酰胺、他克莫司、环孢素、雷公藤多苷片等,这些药物在控制自身免疫过程中非常有效,但可能会导致肝酶升高,影响肝功能。

(3)激素:虽然一般不直接导致肝脏损伤,但长期使用高剂量激素可能会间接影响肝脏健康,如出现脂肪肝。

(4)中草药:如何首乌、大黄、补骨脂、雷公藤等,被报道有一定的肝毒性。

由于这些药物可能对肝脏造成压力,因此对患者的肝功能进行定期监测是非常重要的。但这并不自动意味着所有患者都需要使用保肝药物。部分患者停用致病药物后可改善甚至痊愈,少部分患者进展为急性肝衰竭。

保肝药物的必要性

在考虑是否使用保肝药物时，首要的是根据患者的具体情况进行评估。以下是一些关键考虑因素。

（1）肝功能检测：定期进行肝功能检测（如肝酶水平检测）是必要的。如果检测结果显示肝功能异常，医生可能会调整现有的药物治疗方案或考虑使用保肝药物。

（2）病情和用药情况：医生会综合考虑患者的病情严重程度、性质（免疫性、药物性）、使用的药物种类及剂量，以及患者是否存在其他潜在的肝病风险因素。

（3）保肝药物的选择：并非所有保肝药物都适用于每一个患者。使用保肝药物应根据患者的具体需要和医生的建议。

所以，对于患者是否需要使用保肝药物，并没有"一刀切"的答案，医生需根据患者的具体情况和定期的肝功能检测结果来作出决定。维持健康的生活方式，如适量饮食、减少饮酒和定期体检，也是保护肝脏健康的重要部分。

080 为什么系统性红斑狼疮患者容易感冒

系统性红斑狼疮是一种慢性自身免疫病，它的存在会影响患者的多个系统，包括免疫系统。而正是因为免疫系统的这种异常，使得狼疮患者更容易感冒。

（1）免疫系统的失衡：狼疮患者的免疫系统不同于健康人的免疫系统。在正常情况下，免疫系统的任务是保护身体免受病原体的侵袭，如病毒和细菌。然而，狼疮患者的免疫系统会错误地将身体的健康细胞和组织视为外来侵入者，并发动攻击。这种自我攻击不仅损伤了正常的组织，还干扰了免疫系统的正常功能，使患者更容易感染外部病原体，如感冒病毒。

（2）免疫抑制治疗：为了控制系统性红斑狼疮的症状和减

轻自身免疫反应,患者常常需要接受免疫抑制治疗。这包括使用免疫抑制剂和皮质类固醇等药物。这些药物虽然可以有效减轻系统性红斑狼疮的自身免疫活动,但同时也抑制了免疫系统的部分功能,降低了抵抗感染的能力。因此,即使是常见的感冒病毒也可能对狼疮患者构成较大威胁。

(3)慢性炎症和感染易感性:狼疮患者体内的慢性炎症状态可以削弱免疫系统,使其对感冒和其他呼吸道感染更为敏感。炎症反应通常涉及大量炎症介质和细胞因子,这些物质在控制自身免疫反应时有用,但它们也可以影响免疫系统对真正外来侵害者的反应。

如何减少感冒风险?对于狼疮患者来说,预防感冒和其他感染尤为重要。以下是一些有用的建议:①保持良好的个人卫生:勤洗手,尤其是在触摸公共物品或用餐前后。②避免接触生病的人:尽量减少与感冒或其他呼吸道疾病患者的接触。③健康饮食和适当锻炼:均衡的饮食和规律的体育活动可以增强体质,提高免疫力。④定期医疗检查:定期与医生沟通,调整治疗方案,以保持最佳的疾病控制和免疫力水平。⑤接种疫苗:根据医生的建议接种流感疫苗和其他适合的疫苗。

通过了解容易感冒的原因,我们可以更好地采取预防措施,以保护这些患者免受感冒和其他潜在的感染性疾病的影响。

081 得过带状疱疹的人是不是不会再感染

带状疱疹,又称作"蛇盘疮"或"缠腰火丹",是由水痘-带状疱疹病毒引起的一种病毒性感染疾病。这种病毒同样也是儿童时期常见的水痘的病原体。很多人在得过水痘后,病毒并不会完全从体内清除,而是潜伏在神经节中。在免疫力下降或其他诱因的情况下,病毒可以重新被激活,引发带状疱疹。那么，得过带状疱疹的人是否就不会再感染呢？让我们来详细了解一下。

带状疱疹的再次发作

首次得带状疱疹后，大多数人通常不会再次发作。这是因为一次感染后，身体会对这种病毒产生免疫记忆，使得大部分人具有一定的抵抗力。然而，这并不意味着完全不可能再次发病。带状疱疹的再次发作在免疫系统较弱的人群中是可能发生的，特别是在老年人、长期使用免疫抑制剂的患者，或者那些患有某些自身免疫病的人中。

影响再发风险的因素

（1）年龄：随着年龄的增长，免疫系统的功能逐渐下降，这可能会导致病毒更容易重新被激活。

（2）免疫状态：免疫系统受损的人（如系统性红斑狼疮患者或免疫抑制治疗的患者）更容易发生带状疱疹的再次发作。

（3）压力和生活方式：长期的心理或生理压力也可能导致免疫力下降，从而增加带状疱疹再次发作的风险。

预防带状疱疹的再次发作

虽然不能保证带状疱疹100%不再发作，但可以采取一些措施来降低发作风险。

（1）带状疱疹疫苗：接种带状疱疹疫苗是预防带状疱疹及其再次发作的有效方式。

（2）维持健康的生活方式：保持均衡的饮食、适度的运动和充足的睡眠，有助于维持免疫系统的健康。

（3）缓解压力：通过冥想、瑜伽、深呼吸等方式，有效缓解生活和工作中的压力，有助于保持身心健康。

总之，虽然得过带状疱疹的人在大多数情况下不会再次感染，但在特定的情况下，如免疫力下降时，还是有可能再次发作的。因此，接种疫苗和采取健康的生活方式对于降低再次发作的风险至关重要。

082 得了系统性红斑狼疮能接种疫苗吗

很多狼疮患者都有这个疑问:"医生,请问我可以接种疫苗吗?"对于这个问题,并不能简单地回答能或者不能,因为狼疮患者在治疗的过程中多数都会使用激素和免疫抑制剂,那么,长期使用这些药物可能会导致患者出现免疫力降低,免疫力降低就意味着容易发生感染,其中最常见的包括上呼吸道感染、尿路感染、带状疱疹等。理论上,狼疮患者接种疫苗可以在一定程度上起到保护作用,但激素和免疫抑制剂也会影响疫苗接种的效果。而且疫苗接种之前还要评估狼疮是否处于稳定期,只有病情处于稳定阶段才能考虑接种疫苗。对于能够接种疫苗的患者应该选择灭活疫苗,减毒活疫苗通常是不建议接种的。总之,狼疮患者还是应当在医生的科学指导下进行疫苗接种。

083 我都没什么症状了,是不是可以停药了

患者:"医生,这个病我吃药已经一年多了,现在都没什么症状了,我能不能停药啊?"

医生:"千万别自己突然停药啊,万一狼疮复发了,就得重新来过了。"

系统性红斑狼疮这种疾病不能根治,但是,绝大多数可以通过药物治疗来控制病情。比较理想的状态是,疾病控制后,在医生指导下逐渐减量激素至停用。但即便如此,仍需要定期门诊随访,如果出现病情反复,应立即规范治疗。狼疮患者切忌自行减药或停药!自行减停药物,轻者疾病复发、从头再来,增加了药物剂量和毒副作用,延长了治疗时间;重者不可控,

器官衰竭，甚至危及生命，前功尽弃。

084 系统性红斑狼疮患者如何做好自我管理

首先，一定要做好防晒措施，狼疮患者都知道阳光会诱发或加重病情，所以要尽量避免直接暴露在阳光下。在室外需使用帽子、墨镜、太阳伞、长袖、长裤等物理屏障，或者涂抹防晒霜，至少要在出门前20分钟进行涂抹，而且，如果日晒时间比较长，应至少每2个小时重新涂1次防晒霜。另外，外出尽量避开上午11点至下午3点，因为这是紫外线最强的时段。防晒主要防的是紫外线，虽然阴雨天看起来没有阳光，但其实紫外线强度能够达到晴天的70%左右，所以阴雨天出行也是需要防晒的。

其次，饮食方面尽量避免引起光过敏的食物，如香菇、芹菜、草头（南苜蓿、紫云英）、无花果、香菜等，如果食用则应避免阳光照射。

再者，适量的运动不但可以帮助狼疮患者增强体质，还能够改善抑郁、焦虑等不良情绪。

最后，调整好心态。马克思说过："一种美好的心情比十副良药更能解除生理上的疲惫和痛楚。"可见，良好的心态、愉悦的精神对调节免疫力帮助很大。系统性红斑狼疮是一种慢性病、长期病，没有一个好的心态和精神面貌，怎么能够带病延年呢？

085 中医如何治疗系统性红斑狼疮

中医、西医治疗系统性红斑狼疮各有特点。系统性红斑狼疮是在缓解和复发之间重复的一种非常复杂的疾病，就像一个十分棘手的敌人。对付这种敌人，必须得拿出一套严谨的制敌方案，必须得有耐心，还要能够抽丝剥茧，逐步击溃。中医就像一位将军，作战思路既有以人为本的大局观，可以从整体出发，又有因人而异的针对性，注重辨证施治，可以真正做到一人一方，实现疗效最大化。首先，根据疾病的特点确定治疗的总体方针。然后，根据每个人不同的体质和病情，采用清热解毒、凉血活血、益气养阴等不同的治疗方法，通过中药汤剂或中成药来调和体内阴阳气血，最终抑制病情的发展。此外，中医还有外治法，运用针灸、穴位注射和中药外敷等辅助疗法，可以促进气血循环，缓解患者不适的症状。中医治疗系统性红斑狼疮不仅关注疾病本身，更重视患者的整体健康，旨在提高患者的生活质量，实现疾病的长期控制。

086　中医治疗系统性红斑狼疮的优势有哪些

中医治疗系统性红斑狼疮的优势体现在：①整体调节，提高临床疗效，延长疾病的稳定期和缓解期：由于系统性红斑狼疮可累及体内多个脏器，病情复杂，根据疾病基本病理改变，从整体出发，调节患者内在环境，平衡阴阳，调和气血，使脏腑功能协调，达到缓解病情、治疗疾病的目的。②辨证论治，改善临床症状，提高生活质量：辨证论治是中医治疗疾病的特色，根据每个患者的不同病情，患者的不同体质和症状而制定不同的治疗方案，可以有效地快速控制病情。如对于系统性红斑狼疮的皮肤损害，以清热解毒、凉血祛湿、调和营卫的中药减轻皮肤黏膜的损害；对于狼疮性肾病，则主要以清热凉血、健脾补肾的中药改善肾功能，消除蛋白尿和尿血；而对于关节炎，多用祛风活血通络的中药达到治疗的目的。③减毒增效，改善西药副作用或并发症：系统性红斑狼疮患者长期使用大剂量糖皮质激素和免疫抑制剂，副作用大，许多患者不能耐受，配合中医中药的治疗，不仅可以减轻上述药物的副作用，减少糖皮质激素和免疫抑制剂的用量，特别是在撤减免疫抑制剂和糖皮质激素的过程中，能明显控制病情，避免病情反复，从而减轻患者的痛苦。

087 系统性红斑狼疮可以单纯用中药治疗吗

系统性红斑狼疮是一种长期慢性疾病，可能需要终身服药，那么药物的有效性、安全性和服药的便捷性都是治疗过程中需要重点考虑的方面。西药治疗的特点主要是服药便捷、可重复性强，中药治疗的优势是量身定制、安全性高；不管是中药治疗也好，西药治疗也罢，最终目的都是为了减轻患者的痛苦、控制疾病的进展。所以，对于狼疮患者是否能够单纯使用中药治疗，取决于病情的轻重和个体差异。一般来讲，治疗系统性红斑狼疮以中西医结合治疗比较多见，但是如果患者的实验室检查指标平稳，狼疮没有活动的迹象，与狼疮相关的临床症状很轻或者没有症状，那么单纯使用中药治疗是可以的；此外，如果患者使用西药治疗后出现过敏或者其他严重的不良反应，那么也可以使用中药治疗。总之，不管是单纯使用中药治疗还是中西医结合治疗，都建议患者在医生的指导下选择最优化的方案，以更好地控制病情并改善生活质量。

088 自己煎煮中药和代煎中药在药效上有差别吗

自己煎煮中药和代煎中药，在药效上几乎差别不大，分别有各自的优势。

自己煎煮的优点：①可以用砂锅等容器分次煎煮并按时服

用；②与代煎中药相比，可根据药物治疗作用的不同，更精确地把握煎药的时间、火力、水量及特殊煎煮方法（先煎、后下等顺序），药效可靠。比如说大火烧开后调小火慢炖，能使药物的有效成分更容易被煎出。此外，自己煎煮也能随时调整火候，对于某些需要先下或者是后下的药物也能更好地处理。

自己煎煮的缺点：①煎煮时间长，煎煮方法不正确会影响疗效。②煎煮好的中药保存时间较短，一般为1~2日。③煎煮过程烦琐，对于不熟悉煎煮方法的人来说，操作具有一定难度。因此，对于自己时间充裕，又愿意学习煎煮方法的人群，适合自己煎煮中药。

代煎的优点：①节约时间，携带方便；尤其适合上班一族。②与自己煎煮相比，代煎的封闭式煎煮减少了挥发性成分的损失；尤其对于含挥发性成分的药物，或矿物类、贝壳类质地坚实的药材，在煎药机的封闭或高温高压下，药物的有效成分含量较高，较易提高煎出率。③煎煮包装的过程灭菌彻底，汤药不易变质，保存时间较长，冷藏一般为14日。患者一定要选择正规医院或药房代煎。代煎适用于煎煮经验不足，日常生活、工作时间紧张的人。

代煎的缺点：一次性煎煮1周或2周的药量，会影响新鲜度。

目前上海市中医医院中草药代煎除了常规剂量以外，还有浓煎剂型、颗粒剂型和丸药剂型，都能够在更大程度上保证中药的药效。

089 中药和西药治疗系统性红斑狼疮哪个效果更好

在回答这个问题之前，各位患者要先明白一件事情，就是系统性红斑狼疮是一种可以累及多脏器的慢性疾病，大家可以把它看作一个无差别攻击的敌人，这个敌人杀伤力强大，可以波及心、肺、肾、胃肠道等多个系统。中药和西药就像是两个手持不同武器的战士，它们的作用就是来消灭敌人，虽然战斗力输出方式不同，但是目标一致，只要能消灭敌人，就是优秀的战士。所以说，中医和西医没有哪一个更好，各自有各自的特色，西医优势在于便捷、起效快、可操作性强、容易掌握，中医优势在于组方灵活、因人制宜、兼顾性高，还有中医外治法可以辅助治疗。考虑到中西医都有长项，上海市中医医院风湿病科擅于使用中西医结合的方式来治疗系统性红斑狼疮，取中西医各自的优势，争取达到疗效最大化。

090 患者服用中药治疗系统性红斑狼疮时要忌口吗

答案是要忌口，忌口的主要原因一是系统性红斑狼疮这种疾病本身的饮食禁忌，二是中药的禁忌。

食物的忌口是狼疮患者关心的问题，总体来说，把大多数的食物都列为忌口是没有必要的，而且，过度忌口会影响患者的营养状况，因此把狼疮病情恶化的责任归咎于没有忌口是不妥当的。由于个体的差异，每个人引起过敏和诱发加重病情的食物也是不同的。有些狼疮患者食用海鲜后会出现过敏现象，特别是本病患者大多为高过敏体质，食用海鲜后可能会诱发或加重病情。由于狼疮患者大多可见阴虚内热的表现，对于性温热的食物，如羊肉、狗肉、鹿肉、桂圆等，食用后可能使患者内热症状加重。香菜、芹菜等久食可能引起光过敏，导致面部红斑加重，因此不宜食用。花菜能加重脱发的进程，故脱发的患者不宜食用。辣椒、青椒、大蒜、大葱、韭菜、桂圆等过于热性的食物并不绝对忌口，但不宜多食、常食。对于长期服用激素而引起高脂血症的患者，应注意少吃脂肪、胆固醇含量较高的食物，如肥猪肉、猪油、猪内脏、鸡油、肥鸭、肥鹅、肥牛肉、羊肉、带鱼、鳗鱼等，含糖的甜食在体内能转化为脂肪，也应少食。狼疮性肾炎患者后期出现肌酐、尿素氮增高的氮质血症，甚至尿毒症者，应少食或不食豆类制品，以免加重肾脏负担。

对于中药的忌口：大众常认为中药是没有副作用的，其实这只是一种误解，作为药物，不可能没有副作用，只不过大小有别罢了。中药是讲辨证施治的，辨证不当，疗效虽差，但无大碍，而有些中药则会诱发或加重病情，因此在治疗上必须重视药物的忌口。例如，人参、西洋参、绞股蓝虽然能提高人体免疫功能，但也能激活自身抗体，从而加重和诱发病情，因此，人参、西洋参、绞股兰及其复方制剂、药品、保健品等均应慎用，除非病危抢救，一般不宜使用。再如，补骨脂虽然有补肾补骨的功效，但也能引起光敏感。另外，含雌激素的药物和事物也要谨慎使用，如紫河车（胎盘）、脐带、蛤士蟆油、蜂王浆、含雌激素的避孕药等。但由于各人的情况不同，含少量雌激素的药物和食物并非绝对禁忌，在某些情况下，还要适当用一些，但使用时必须谨慎，而且不宜经常使用。有些狼疮患者可能会伴随肝肾损伤，那么诸如生甘遂、佩兰、木通、苍耳子、川楝子、苦楝根皮等会加重肝肾损害的中药也要避免使用。

091 患者服用中药治疗系统性红斑狼疮，要吃一辈子药吗

理想状态下当然是病完全好了才能停药，但是大家都知道系统性红斑狼疮是个慢性病，不单是病程长，还容易反复发作，那么难道狼疮患者就要吃一辈子中药吗？当然不是！如果说，患者病情尚未稳定，处于疾病活动阶段，那么继续吃药毫无疑问；有一些患者没有狼疮相关的临床症状，实验室指标反反复

复查也都是阴性，这就是医生常说的达到临床治愈了，这个时候是可以慢慢停用中药，继续观察的；或者退一步来说，患者虽然化验出来的指标还是阳性的，但疾病已经长期处于稳定状态，而且临床症状也基本没有，这一部分患者也是可以考虑逐渐停用中药、继续观察的。另外，有些患者由于个人原因近期不能服用中药，但又担心狼疮会不会复发，在这里也说明一下，中药在服用期间偶尔停用几日对于疾病的整体治疗影响不会很大，但是一定要注意尽量不要长时间停药。

092　什么时间喝中药合适

经常会有患者来问我，中药到底应该在每天的哪个时间点服用？其实，服用中药的时间应根据患者的具体病情、药物特性以及医生的建议来确定。针对系统性红斑狼疮患者，由于治疗过程中使用的中药大多具有养阴清热、活血通络的效果，可能会对胃肠道有一定的刺激，因此，建议各位狼疮患者避免空腹服药，可以选择在早餐、晚餐后半小时左右服用，以此来减少药物对胃肠道的影响，对于晚饭用餐时间比较晚的患者可以把中药安排在下午服用，喝中药之前吃些点心，保证不是空腹服药即可。另外，温馨提示，在服药期间患者应遵守医嘱，按时按量服药，以达到药物最佳治疗效果。

093　中药和西药需间隔多久服用

中药和西药一般建议间隔半小时到 1 小时服用。这样可以避免药物之间的相互作用，降低药效损失，减少不良反应的发生。在服药顺序上，除非是某些特殊的药品要求餐前口服或餐中口服，其他药物按照药物说明书服用即可。一般来讲，服药顺序没有特别严格的要求，但应保证一定的间隔时间，可以根据药物的性质和医生的建议来确定服用顺序。

温馨提示：在服药期间，应注意忌口，避免进食油腻、生冷、辛辣的食物，以清淡、易消化食物为主，以免影响药物的作用。同时，药物应用需在医师的指导下进行，切勿自行盲目用药。

094 可以用中医外治法辅助治疗系统性红斑狼疮吗

关于中医外治法能否用来治疗系统性红斑狼疮，答案毫无疑问是肯定可以的，而且大量的临床研究已经证实了中医外治法辅助治疗系统性红斑狼疮是有临床效果的。

中医外治疗法具有简单、便利、可操作性强、见效快等特点，常见的方法包括针灸、按摩、熏洗、穴位敷贴（图2）、膏药、足浴（图3）、耳穴压丸、物理疗法等。这些方法可以针对狼疮患者的不同症状进行辨证施治，有助于缓解患者的痛苦，改善病情。这里简单举两个例子，有些狼疮患者关节疼痛的症状比较明显，那么可以选择使用一些活血通络的中药，研制成粉末，再用姜汁调均，揉制成大小相等的药丸，贴在疼痛的部位，起到活血化瘀、舒筋通络的作用。再比如说，有些狼疮患者双手指端潮红或发白、发紫，也就是大家熟知的雷诺病，那么可以使用具有温经通络、活血化瘀的中药熏洗治疗，以达到改善局部血液循环的效果。具体操作方法是将中药放入热水中，温度80℃左右，先蒸，待水温降到40℃左右，再浸泡15～20分钟，洗毕应及时擦干药液和汗液，暴露部位尽量加盖衣被。熏洗过程中水温不宜过高，以免烫伤皮肤；泡洗时间不宜过久；另外，尽量避免睡前熏洗，以免影响睡眠质量。

需要注意的是，中医外治法虽然可以作为系统性红斑狼疮的辅助治疗手段，但并不能替代规范治疗。狼疮患者在接受中医外治法治疗时，仍需要遵循医嘱，定期进行随访，以确保病情稳定。同时，还需要注意避免诱发因素，如避免直接暴露在阳光下、避免使用可能引发狼疮的药物等。

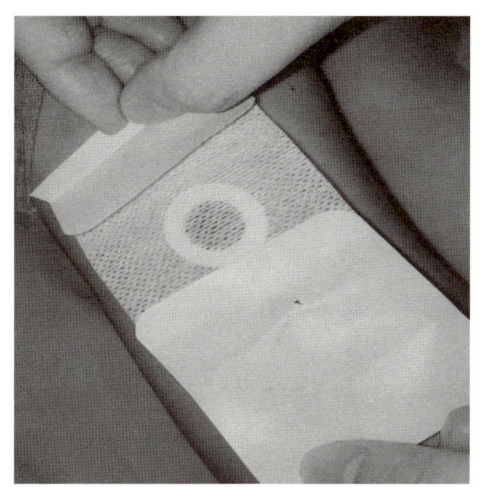

图 2　穴位敷贴

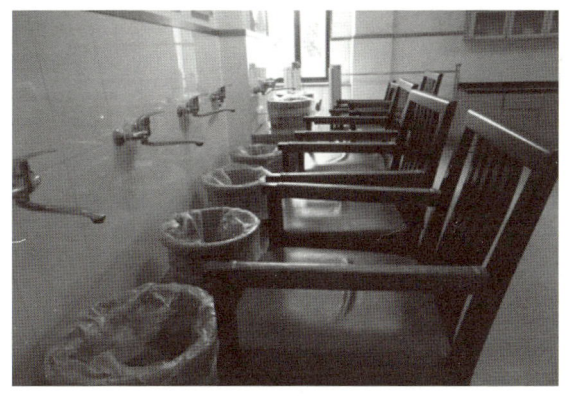

图 3　足浴

06

第六章

当系统性红斑狼疮与妊娠相遇

"我的妻子得了系统性红斑狼疮,是不是不能怀孕生孩子了?"这是许多有生育需求的男士经常问风湿科医生的问题,系统性红斑狼疮的女性患者偏多,尤其是育龄期女性发病率高,红斑狼疮育龄期女性患者同样存在能否怀孕这样的疑虑,一方面她们想要圆满的人生,想在合适的年龄怀孕生子,另一方面又存在担忧:会不会对分娩出的孩子身体健康有影响?孩子会不会也会遗传红斑狼疮这个病?怀孕生孩子会不会使红斑狼疮病情加重或危及生命?其实,系统性红斑狼疮患者只要病情稳定到一定程度,是可以正常妊娠的,但这个过程是需要在风湿科医生和产科医生的共同评估、孕期定期监测的密切诊疗中实现的。狼疮患者不可自行主张是否备孕,以免影响病情及胎儿;成功怀孕后,一定要风湿科和产科定期随访,让专业医生评估整个孕期是否适合继续妊娠。

"得了系统性红斑狼疮,我还治得好吗?"这是患者最担心的问题,虽然狼疮不能痊愈,但是控制病情,延长生存期的预后越来越好。系统性红斑狼疮患者的生存期近年来显著改善,这得益于医疗技术的进步、早期诊断和更有效的治疗。现在,狼疮患者的预后总体来说较好,生存率大幅提升。70%的患者在正规治疗后病情可长期缓解、生存时间长。

095 系统性红斑狼疮患者可以怀孕吗

随着治疗水平的不断提升,年轻女性患者的生存期延长、生活质量提高,婚嫁和生育已成为广大狼疮患者的强烈需求。很多患者在刚刚被确诊,并且看过一些资料、了解到系统性红斑狼疮有遗传的可能性后会非常紧张,那么是否可以怀孕就成了一个非常重要的问题。其实狼疮患者完全是可以正常受孕的,也就是说,狼疮患者的生育能力是正常的。但是,狼疮患者怀孕会有加重病情风险的可能，怀孕期间，肾炎很可能会加重；生完孩子半年以内，病情也可能加重；狼疮性肾炎患者的胎儿比普通胎儿更容易发生流产、早产、死胎、发育不良；所以，狼疮患者是否可以备孕，与病情程度及用药情况相关。

可以怀孕的前提是病情缓解半年以上。妊娠前 3 个月至妊娠期，应用大多数的免疫抑制剂都有可能会影响胎儿的生长发育，所以，禁用的免疫抑制剂停用半年以上，并且没有中枢神经系统、肾脏或其他器官的严重损害，口服泼尼松的剂量要低于每日 10 mg 以下，抽血化验指标基本正常，或者长期复查均保持在稳定水平，通常能安全妊娠，并且能够分娩出正常的胎儿。但是，因为系统性红斑狼疮的女性患者在怀孕后容易导致病情复发，所以，要做好监测，一定要谨遵医嘱，定期产检，保持良好的心态，避免不良情绪，注意密切监测，多数患者还是能顺利度过妊娠期的。

096　系统性红斑狼疮患者何时备孕是最佳时机

明确了狼疮患者在合适的时机是可以怀孕的这一点后，备孕的时机就显得格外重要。如何判断目前的病情状况可不可以支持我们生一个健康的宝宝呢？要知道，狼疮患者妊娠的最佳时机选择和禁忌证是避免妊娠期系统性红斑狼疮疾病活动、实现成功妊娠的重要因素。目前，我们推荐狼疮患者在同时满足下述条件时方可考虑妊娠：首先要系统性红斑狼疮病情稳定半年以上、口服泼尼松（或同等剂量糖皮质激素）低于每日 10 mg 以下、停用可能致畸的药物（如环磷酰胺、甲氨蝶呤、吗替麦考酚酯、来氟米特、雷公藤等）至各自所需时间、24 h 尿蛋白定量≤0.5 g 且没有神经系统、肾脏等重要脏器损害。根据以上的几点条件可以看出，狼疮患者的备孕时机非常重要，并且要根据病情决定，需要专业的临床医师做好疾病与生育关系的平衡，有计划安排妊娠。所以，在这里提醒大家，如果有怀孕计划，一定要尽早与医生沟通，告知怀孕的愿望，并根据情况怀孕，这样医生在制定治疗方案时也会根据需求考虑到某些用药的安全性。另外，疾病活动期的狼疮患者一定要严格避孕，在不恰当的时机怀孕不仅可能会导致不良妊娠结局，还可能会加重病情。

097 系统性红斑狼疮患者怀孕期间，还能服用西药治疗吗

正是因为系统性红斑狼疮这个疾病的特殊性，狼疮患者在怀孕期间是需要服用西药治疗的，这是妊娠与疾病的双重需要。所以，不仅孕前要做好规律、规范的复查随诊，孕期也要密切检测病情，根据具体病情选择适合的用药。首先，若病情需要，部分系统性红斑狼疮患者从妊娠 12 周开始服用低剂量阿司匹林直至分娩，也就是说这样小剂量的阿司匹林是可以用于整个孕期的，阿司匹林有利于改善胎盘的循环，这样可以减少子痫前期的发生，对改善胎儿预后也有一定帮助。其次，羟氯喹是治疗系统性红斑狼疮最基础的用药之一，建议静止期外的其他狼疮患者在妊娠期开始或继续服用羟氯喹；对以前没有服用羟氯喹或其他药物的静止期患者，与专业的医生一起商议后，决定是否使用羟氯喹。另外，可在妊娠期根据病情选择性使用口服激素及免疫抑制剂，如硫唑嘌呤、环孢素、他克莫司等，治疗系统性红斑狼疮，并预防复发，但应避免使用霉酚酸酯、环磷酰胺、来氟米特和甲氨蝶呤等，使用上述不推荐药物的狼疮患者备孕前需要提前至少 3 个月换至妊娠期相对安全的药物（具体停用时间要咨询风湿免疫科专业医生）。关于其他药物，则需

要根据具体情况进行进一步的判断，因此，狼疮患者怀孕期间的用药是有"宜和忌"的，请患者定期就诊，由医生来判断评估。

098 怀孕会加重系统性红斑狼疮病情吗

对于这个问题，或许我们不能给出一个简单的答案，暂且不说健康人怀孕也会有各种风波，每个狼疮患者本身的病情也不尽相同。虽然狼疮患者生育能力与非系统性红斑狼疮同龄女性比无显著差异，但由于性激素在系统性红斑狼疮发病中的作用，狼疮患者妊娠期间性激素水平的改变对系统性红斑狼疮病情产生不利影响，可能会出现病情复发或加重。所以，各位狼疮患者一定要知道，非计划怀孕（如避孕失败或无保护性性行为）会更容易因为怀孕加重原本的病情；同时，对胎儿也会有相关的影响，比如更容易流产、胎停，胎儿发生宫内心脏传导阻滞、出生后皮疹，等等。

因此，如果您当前没有生育意愿，或者病情不适合妊娠时，请一定要做好保护措施，不要心存侥幸，不能忽视怀孕对系统性红斑狼疮的影响。可以使用高效可逆避孕方式，减少意外怀孕，从而保障病情的稳定。虽然狼疮患者怀孕过程较正常人曲折，但是也不代表狼疮患者不能怀孕。如果有妊娠需求，首先，可自行判断自己有没有肺动脉高压、重度肺疾病、狼疮性肾炎、既往严重子痫或子痫前期以及流产、既往6个月有疾病活动、卒中等；其次，可提前向妇产科、风湿免疫科医生进行咨询，由专业医生评估血液、抗体水平、病情稳定时长和目前用药情况，再在医生的治疗下，有计划地、安全地怀孕，即可有效降低妊娠风险和妊娠并发症的发生率。

099 系统性红斑狼疮患者妊娠失败的危险因素有哪些

抗核抗体、抗心磷脂抗体及狼疮抗凝物高滴度阳性、狼疮性肾炎、疾病活动度等均是影响妊娠期狼疮患者不良妊娠结局的危险因素。尤其是狼疮性肾炎和抗磷脂抗体阳性，它们是妊娠高血压征和先兆子痫的重要危险因素，可能会导致不良的妊娠结局，如流产、死产和早产，并且二者也与低出生体重、宫内发育不良有关。所以，大家在妊娠期间要合理正规地检测和治疗，积极配合专业的医生，医生会对抗磷脂抗体阳性患者进行危险分层，具有高风险（抗磷脂抗体三重阳性、狼疮抗凝物阳性或高滴度抗磷脂抗体）特征的狼疮患者，尤其合并其他血栓危险因素时，会建议预防性抗凝治疗。处于血栓形成高风险期（妊娠或手术后），需要低分子肝素预防性治疗。

有研究显示，抗 SAA/SSB 抗体阳性与胎儿先天心脏传导阻滞相关，这也是妊娠的另一并发症。合并甲状腺功能减低的患者更容易出现，所以我们推荐对抗 SAA/SSB 抗体阳性的孕妇，自妊娠 16 周起常规行胎儿心脏超声心动图检查，每 2 周 1 次，直至 26～28 周。

因此，妊娠诱发的新发狼疮、既往狼疮病情活动，抗心磷脂综合征，孕早期出现高血压、蛋白尿、血小板降低、肾功能不全、肺动脉高压、新发器官损害、病情需加用大剂量糖皮质激素或免疫抑制剂等危险因素，可能造成狼疮妊娠患者出现妊娠早产、妊娠子痫、流产等不良妊娠结局发生的可能。

综上所述，虽然系统性红斑狼疮在妊娠方面有很多危险因素，但医生也会根据每个人的病情制定个体化的治疗方案，大家也不必过于担心，保持积极乐观的心态在怀孕期间也非常重要，只要进行严密、规律的检测，规范、合理地用药会对维持病情平稳和孕期安全起到重要保障。

100 系统性红斑狼疮患者妊娠期间的随诊须知有哪些

妊娠期是系统性红斑狼疮患者非常重要的阶段，医生往往会要求患者对病情活动性、胎盘功能与胎儿的生长发育情况进行严密监测，并根据妊娠的阶段和病情轻重制定不同的治疗方案，请各位狼疮患者不要擅自停药，药物的调整一定要在专科医生指导下进行。并且，至少在妊娠前6个月便开始产科就诊，停用致畸及潜在致畸药物。首次妊娠期产前检查需要评估母胎风险，尤其是狼疮活动、妊娠期糖尿病、子痫前期、妊娠丢失、死胎、早产、未足月胎膜早破、胎儿生长受限、胎儿心脏传导阻滞等风险。整个孕期及产褥期需每月来风湿科就诊，复查血常规、肝肾功能、电解质、血糖、血尿酸、尿蛋白、免疫球蛋白、补体和与红斑狼疮相关的抗体，狼疮患者不要嫌麻烦，也不要害怕抽血，及时评估疾病状态对医生调整用药方案及剂量有非常大的帮助，这样才能保护孕妇和胎儿更安全地度过妊娠期。在胎产方面，建议大家选择风湿科比较专业的医疗机构生产，听从风湿科和产科制定的定期随访意见，从而保证整个孕期的顺利平安。

在生活方面，要树立乐观情绪，创建健康安全的起居环境，日常做到劳逸结合。在妊娠期，狼疮患者要更加注意感染的防治，不要去人员密集的地方，家人中有感冒等情况的，应尽可能减少与之接触，注意保暖，不要受凉。此外，狼疮患者本身在日常生活中亦有需注意的事项，比如避免阳光照射和紫外线照射等，避免服用苋菜、芹菜等光过敏食物，从而减少疾病复发。由于激素的关系，狼疮患者在妊娠期间要更加严格地控制体重。饮食方面，孕妇需补充足够的蛋白质，但蛋白质的摄入也有一定要求，过分强调高蛋白质饮食，也会对肾脏造成负担。优质的动物蛋白质包括鸡蛋、牛奶、瘦肉等，植物蛋白质应适当限量摄入。

101 系统性红斑狼疮患者出现什么情况时必须终止妊娠

顺利、平安地妊娠是每个人的期望，但在某些特定的情况下，医生会根据当下的情况，经过严密的考量和评估，建议患有系统性红斑狼疮的孕妇终止妊娠，这是对母体和胎儿的双重保护。那么什么时候需要终止妊娠？条件和界限在哪里？这需要根据系统性红斑狼疮病情严重程度及产科的指征共同决定。如果系统性红斑狼疮病情稳定且无并发症者，一般可以在风湿免疫科及产科医生共同监控下，等待自然分娩。若出现病情活动以及产科并发症时，在积极治疗下，可放宽剖宫产指征，及时终止妊娠。具体来说，终止妊娠的时机如下：①早孕期出现明显的系统性红斑狼疮病情活动。②病情进行性加重，出现严重并发症，如子痫前期重度，血液系统受损，心、肾、肺、脑等器官出现损害等，经积极治疗无好转者，不论孕周大小，都应及时终止妊娠。③免疫学检查异常，如高滴度抗核抗体和补体下降，可影响胎盘功能，胎儿随时可能有宫内缺氧表现，或出现胎儿生长受限，妊娠≥34周随时结束分娩，小于34周可促胎肺成熟后结束分娩。④对于病情平稳者，如果胎龄已满38周，建议终止妊娠。

102 系统性红斑狼疮患者可以哺乳吗

这个问题包括两个方面：哺乳是否对产妇不好？哺乳是否对孩子不好？

对于妊娠期间出现病情活动明显或病情复发的患者，我们确实不建议产后哺乳，因为担心高泌乳素血症这个危险因素会成为"压死骆驼的最后一根稻草"。不过，对于病情控制稳定的患者，极少因为哺乳引起明显的病情活动或病情复发。由于母乳中含有大量对胎儿有益的物质，而且母乳喂养有利于儿童的心理与生理健康发育，有利于产妇的恢复，如果患者本人有意愿且无禁忌证时，医生是鼓励哺乳的。但系统性红斑狼疮患者产后 1 年内疾病复发的风险会明显升高，因此，我们建议患者产后继续应用分娩前的治疗药物，以减少产后疾病复发风险。一般来说，妊娠期间可安全使用的药物也可以在哺乳期使用。口服小剂量糖皮质激素不会对婴儿造成不良影响，建议每日口服泼尼松＜20 mg（或同等剂量糖皮质激素）者正常母乳喂养；如每日口服泼尼松≥10 mg（或同等剂量糖皮质激素）时，母乳中可能会检测到极少量糖皮质激素存在，为了减少婴儿糖皮质激素暴露的风险，建议将服药 4 小时内的乳汁弃去，服药 4 小时后再进行哺乳。服用羟氯喹、硫唑嘌呤、环孢素和他克莫司的产妇可以哺乳，必要时监测血药浓度。但要注意，因为环磷酰胺、吗替麦考酚酯、来氟米特、甲氨蝶呤对婴儿发育可能产生影响，且缺乏相关安全性研究数据，建议哺乳期禁用。利妥昔单抗、贝利尤单抗等生物制剂的相关研究数据有限，哺乳期也应尽量避免应用。

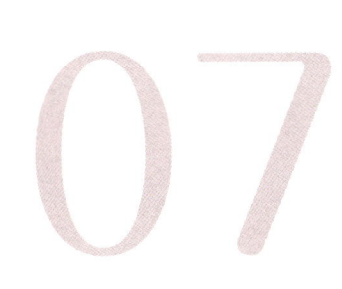

第七章

系统性红斑狼疮日常生活
须知及预后

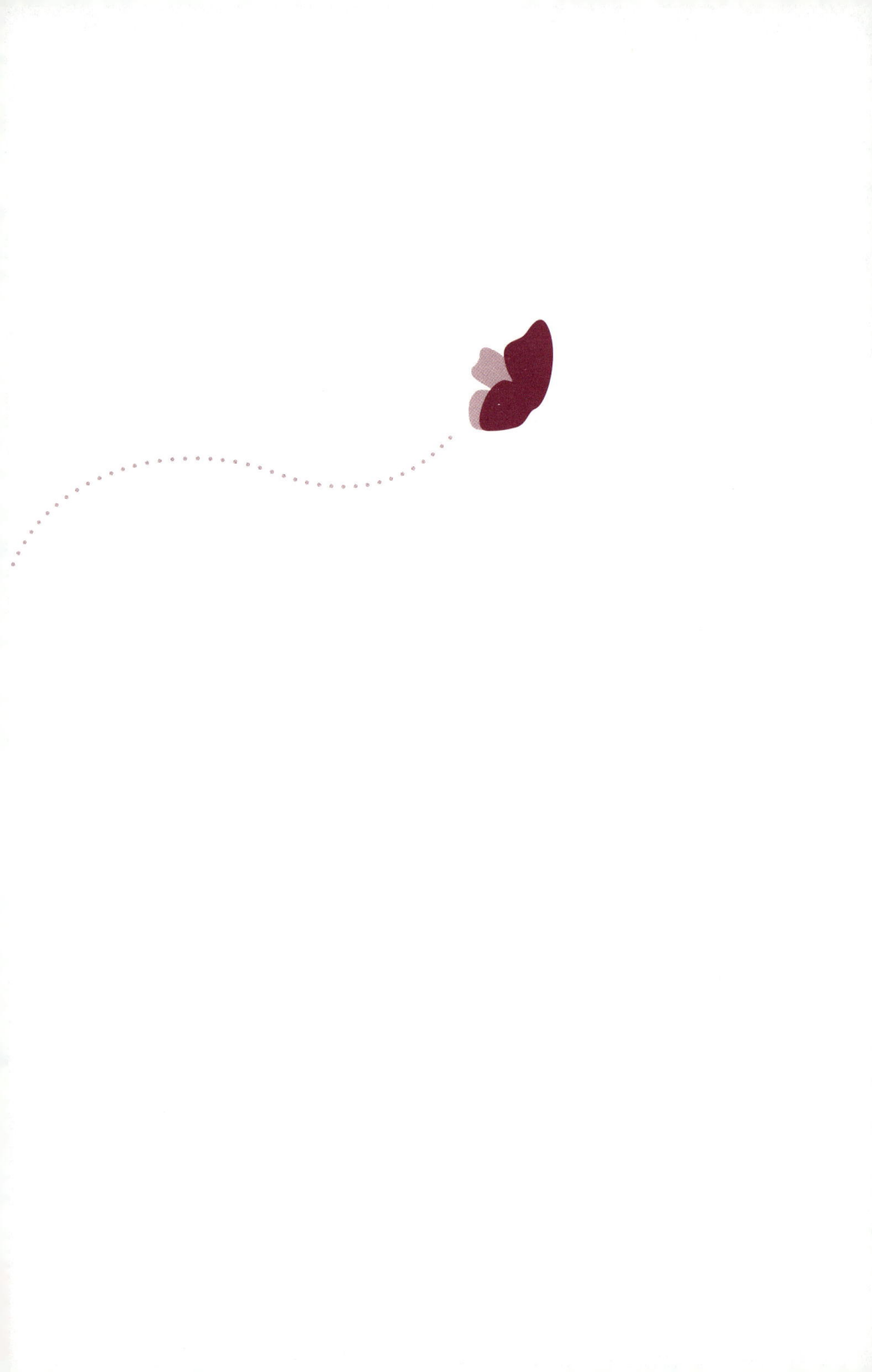

常有狼疮患者询问："我在日常中都要注意什么？""怎么才能减少狼疮复发呢？"这里便来和大家好好聊一聊狼疮患者日常生活注意事项，希望能够帮助大家远离复发，让病情越来越稳定！在日常生活中，狼疮患者需要从衣、食、住、行各个方面注意对自己的保护。近年来，越来越多的研究开始关注生活方式干预在慢性疾病管理中的作用，特别是对于如系统性红斑狼疮这样的长期疾病。生活方式干预被认为可能对改善狼疮患者的生活质量、症状控制和长期健康结果有益。

103 系统性红斑狼疮患者可以进补吗

系统性红斑狼疮本质为自身抗体产生、免疫亢进性疾病，并不是免疫低下的疾病。治疗药物都是通过抑制免疫来控制病情，提高免疫反而火上浇油、适得其反。对于狼疮患者，建议营养均衡，低脂低糖，进食富含优质蛋白质、维生素及钙质的食物等，保证营养，不能随意服用提高免疫的进补类产品，随意服用补品反而有激活抗体、加重或诱发病情的风险；对于大剂量使用冲击激素或长期应用免疫抑制剂、体虚易感染的患者，亦不可自行用进补类产品，应在风湿科医生指导下用药，也可在医生指导下进行中医药方调理。总之，狼疮患者切忌自行服用进补类食品或药品。

104 系统性红斑狼疮患者可以服用膏方吗

膏方，起源于汉唐，在我国有2000多年的历史，是中医药文化的瑰宝，也是古代达官贵人、皇亲国戚的滋补上品。因为膏方在慢病调养方面独具神奇功效，所以自古就有"一两膏方十两金"的美誉。如今，膏方以其兼具预防、治疗和保健作用的优势广受青睐。膏方一般由20～40味中药组成，属于中医的大方、复方范畴，剂量为一般汤剂用量的10倍左右，加入阿胶、龟甲胶、鳖甲胶、鹿角胶等胶类中药，经反复熬煮浓缩收膏，加工而成半流质的膏体。看到这里，相信不少人会发出疑问，上个问题不是刚刚回答狼疮患者不建议服用补品吗，为什么又说可以服用膏方呢？很多人认为膏方就是补品，好像膏方离不开"补"字，其实这些观点都是对膏方的片面认识，膏方不仅具有滋补强壮的功效，更是治疗许多疾病的佳选，以其独特优势成为治愈率、有效率较高的中药剂型，如今在中医慢病防治等领域越来越受重视，满足了现代消费者要求方便、有效用药的需求。因此，膏方同样是需要医家望、闻、问、切四诊合参，充分考虑个体的体质或疾病的性质而开出的既具有滋补功效，又兼具治病防病作用的"个体化治疗"中药复方。此外，药店、网店销售的成品膏，即俗称的"千人一方"膏方，比如枇杷膏等此类产品只能称为膏状形态的药或食品，而不能称为真正的膏方。对于狼疮患者，医生会根据患者的自身病情及体质开具膏方。但需注意在疾病急性发作阶段、外感时以及妊娠者（尤其是妊娠前3个月之内）不宜服用膏方。

105 系统性红斑狼疮患者在饮食上该怎么注意

吃饭是我们每个人每天都进行的生命活动，不同的饮食会对身体带来不同的影响。而对于狼疮患者来说，饮食上过于忌口，长期让意志力处于紧绷状态，反而会影响到患者的情绪。所以我们建议，狼疮患者饮食的总体原则是：低盐、低糖、低脂肪、优质蛋白质饮食。不过，某些可能会影响病情的食物还是应该严格注意。首先，芹菜、香菜、香菇、芥菜等可以诱发或加重系统性红斑狼疮患者光过敏，使面部红斑皮损增加，应该尽量避免白天食用（对于具体哪些蔬菜会诱发个体光过敏情况，不同患者有所差异，需根据自身食后情况来判断）这些食物，没有红斑和光敏感病史的狼疮患者无须禁忌。对于羊肉、荔枝、桂圆等温热食物，狼疮患者表现为热象者，不适合食用。脾胃弱、容易拉肚子的狼疮患者，要避免刺激性的、寒凉的食物，一些寒性的水果也应尽量避免。此外，狼疮患者需要避免各种过敏，过敏是一个宽泛的概念，每个人过敏原不同，请大家根据自身情况判断应该避免的食物。最后，由于狼疮患者大多长期服用糖皮质激素，故要适当控制饮食，少吃含糖量高的食物，尽量保持较为匀称的体形，防止过胖引起很多代谢的异常。对于海鲜，如果没有过敏、尿酸高的情况，狼疮患者可以食用，注意要以新鲜为宜。

106 系统性红斑狼疮患者在日常生活中有什么需要特别注意的

疾病的日常调护对病情的稳定有着重要的意义。狼疮患者在日常生活中，生活应规律，保持充足睡眠，避免熬夜，长期熬夜会引起内分泌紊乱，不利于病情的稳定。适当锻炼可以增强体质，建议狼疮患者可以进行一些低、中强度的有氧运动。适当的无氧运动有利于增加肌肉，对于绝经后和长期服用激素后的骨质疏松有一定的保护作用，但一定要量力而行。工作上，要避免工作压力过大，情绪忌大起大落，情绪波动会对身体有重要影响，万事以自己的身体优先。同时，加强自己对本病的认识也会对疾病的治疗和病情的稳定有益，树立对生活的信心，可以让身体保持一个良好的状态。

此外，由于狼疮患者大多长期使用激素及免疫抑制剂，这会使免疫功能低下，导致合并感染，所以生活中要格外注意这一点，平时应尽量避免到人多或者不透气的公共场所，注意卫生，避免不必要的感染。当然，如果出现不同类型的感染时，也不要过于紧张，及时治疗，医生会根据病情制定相关的治疗方案。狼疮患者出门时注意避免强阳光照射，特别是夏天外出时可以戴帽、打伞，擦防晒用品；引起或者加重狼疮患者光过敏的食物，使面部红斑皮损增加的食物，以及各类补品、保健品，也需尽可能避免。

107 系统性红斑狼疮患者可以饮用茶饮吗

茶多酚是茶叶中的主要化学成分，占干茶物质总量的20%～35%，主要由儿茶素、黄酮及黄酮苷类、花青素和花白素类、酚酸和缩酚酸类四大类物质组成。茶多酚是一种天然的抗氧化剂，具有多种生理活性，适当服用茶多酚对红斑狼疮患者有一定的益处：①抗氧化作用：红斑狼疮患者由于免疫系统被异常激活，可能导致体内氧化应激水平升高，茶多酚的抗氧化作用有助于减轻这种氧化应激，保护细胞免受损伤。②调节人体免疫力：茶多酚能够调节人体的免疫力，对于红斑狼疮患者来说，服用茶多酚有助于减轻疾病症状、控制病情的发展。③降血脂、降血糖：茶多酚能够加快人体多余脂肪的分解和代谢，减少胆固醇和三酰甘油在血管壁上的沉积并净化血液，有助于控制血脂和血糖水平，降低心血管疾病等并发症的风险。日常生活中我们推荐以下几种茶饮可以服用。①白茶：具有调节免疫功能和减轻炎症的作用。②薄荷茶：有助于消化、缓解肠道不适、镇静和放松的作用。③菊花茶：具有清热解毒、泻火的功效。④绿茶：有助于减轻炎症和增强免疫系统功能。⑤金银花茶：具有清热解毒的作用，能够缓解相关症状。⑥玫瑰花茶：药性温和，起到理气和血、舒郁调经的作用，适用于伴有肝郁犯胃症状的红斑狼疮患者。

108 系统性红斑狼疮患者可以使用护肤品或化妆吗

较多系统性红斑狼疮患者为年轻女性,当面部出现红斑及皮疹后,试图使用护肤品或化妆品进行涂抹掩盖,但是如果选择不当,反而会导致面部症状加重,部分物品内含有芳香胺、雌激素、重金属等化学物质,这些物质可以诱发狼疮,甚至加重病情。对于狼疮疾病活动期患者一般不建议使用,若病情稳定,可在医生指导下适当使用安全性高的、温和无刺激、无致敏原的药妆品牌。药妆品指一种兼具化妆品特点和外用药物特点的新产品类别。安全性高的药妆品需要满足以下几点。①药理活性:所含天然成分对皮肤病具有一定辅助治疗作用。②针对性:能够针对不同皮肤问题的发生机制选择活性成分进行配方设计。③安全性:不含有损害皮肤或导致皮肤过敏的物质,且各种原料及有效成分、安全性均经过临床试验验证。④专业性:正规品牌且通过正规途径如药房、官方旗舰店销售的药妆品。有研究表明,红斑狼疮患者中有40%的人对阳光过敏,所以这类患者要特别注意防晒,建议使用物理性防晒霜,因其使用的是紫外线阻挡剂,对肌肤负担较小,使用普通清洁产品即可简单卸除。除此以外,日常外出时穿长袖上衣、长腿裤,打伞,戴遮阳镜及遮阳帽等,使用防紫外线用品,以免引起光过敏,使皮疹加重。

109 系统性红斑狼疮可以治愈吗

任何疾病只要找到确切的病因,针对病因治疗就有希望根治。而系统性红斑狼疮恰恰是一种病因极为复杂的疾病,到目前为止还未找出确切的病因,现在的治疗主要是控制病情,改善患者的预后，因此不论采用中医手段还是西医方法都难以根治。所以各位狼疮患者要做好长期与病魔作斗争的心理准备，不可存在侥幸心理。值得高兴的是，虽然该病不能根治，但现如今已经有充分的药物和医疗手段能让疾病长期缓解，患者在缓解之后可以过正常人的生活。我们经常见到一些患者经过很长时间的规范治疗，狼疮相关的临床症状已经逐渐消失或者稳定，实验室指标也达到理想状态，比如抗体阴性、免疫球蛋白正常等，这种临床治愈的状态是非常令人满意的。同时，请各位狼疮患者想一想，哪怕是一个简单的感冒，难道这次治好以后就不会复发了吗？再比如现在到处可见的高血压、糖尿病，不也是需要经常检测与长久服药吗？所以大家要对疾病和治疗都抱有信心，相信随着医疗技术的不断发展，我们会对系统性红斑狼疮这个疾病的认识更加深入，也会出现更安全、有效的治疗手段，保障大家的健康。

110 系统性红斑狼疮预后好坏与哪些因素有关

系统性红斑狼疮的良好预后是医生和患者共同追求的目标，而系统性红斑狼疮的预后与患者本身病情，如疾病活动度、有无多脏器合并损伤、病情复发、感染、年龄等，均有不同程度的关联。具体来说，系统性红斑狼疮预后主要取决于损伤是否已累及重要脏器，仅仅累及皮肤和关节的狼疮患者属于轻型，在医生指导下经积极治疗可以正常生活、学习、工作；如果影响到脏器系统而没有进行系统化、规范化治疗，则预后较差。系统性红斑狼疮的治疗是一个长期慢性的过程，除治疗原发病外，还需要治疗并发症。但随着对狼疮患者早期诊断方法的提高及治疗水平的不断增高，狼疮患者的预后已经明显得到改善，由既往急性、高致死性疾病变成了慢性、可控性疾病。目前我国系统性红斑狼疮患者 5 年生存率为 98%，10 年生存率为 84%，已达到国际先进水平。其次，是否做到严密检测病情、是否按照标准的治疗方案、是否系统地用药等也会影响疾病的预后。因此，狼疮患者应该在专科医生的指导下，积极乐观、规律作息、定期随访、规范治疗。

参考文献

[1] 于孟学.风湿科主治医师1 053问[M].北京:中国协和医科大学出版社,2010:149-156,181.

[2] 曾小峰,李梦涛,田新平.中国系统性红斑狼疮发展报告2020[M].沈阳:辽宁科学技术出版社,2021:9,46-56,99.

[3] 范永升.风湿病中医临床诊疗丛书——系统性红斑狼疮分册[M].北京:中国中医药出版社,2019:2-10,43-68.

[4] 姜泉.实用中医风湿免疫病学[M].北京:中国中医药出版社,2022:394-400.

[5] 中华医学会风湿病学分会.2020中国系统性红斑狼疮诊疗指南[J].中华内科杂志,2020,59(3):172-185.

[6] 中华医学会风湿病学分会.系统性红斑狼疮诊治指南(草案)[J].中华风湿病学杂志,2003(8):508-513.

[7] 沈南,赵毅,段利华,等.系统性红斑狼疮诊疗规范[J].中华内科杂志,2023,62(7):775-784.

[8] 中华医学会儿科学分会风湿病学组,中国医师协会风湿免疫科医师分会儿科学组,海峡两岸医药卫生交流协会风湿免疫病学专业委员会儿童学组,等.儿童系统性红斑狼疮临床诊断与治疗专家共识(2022版)[J].中华实用儿科临床杂志,2022,37(9):641-652.

[9] 沈丕安,苏晓.现代中医免疫病学[M].北京:人民卫生出版社,2003:57-82.

[10] 张琪琪,张贝,武新峰,等.系统性红斑狼疮不良妊娠结局相关因素[J].中华临床免疫和变态反应杂志,2022(1):24-29.

[11] 王倬榕,任立敏,李茹,等.系统性红斑狼疮20年生存率及预后因素分析[J].中华医学杂志,2019(3):178-182.

[12] 张嘉莹,樊勇,张卓莉.糖皮质激素在系统性红斑狼疮治疗中策略和观念的改变[J].中华风湿病学杂志,2022,26(8):569-573.

[13] MENTER A, GELFAND J M, CONNOR C, et al. American academy of dermatology-national psoriasis foundetion[J]. J Am Acad Dermatol, 2020, 82(6):1445-1486.

[14] 孙蓓蓓,唐华燕,张娜,等.苏晓治疗系统性红斑狼疮经验[J].山东中医杂志,2024,43(6):639-641,646.

[15] 陈薇薇,沈丕安,苏晓.沈丕安从痹辨治系统性红斑狼疮学术经验[J].上海中医药杂志,2018,52(4):2-5,1.

[16] 陈薇薇,苏晓.苏晓增效减毒治疗系统性红斑狼疮的策略[J].中国中医基础医学杂志,2010,16(4):318-320.

[17] 苏晓,陈薇薇.名中医沈丕安学术传承集[M].上海:上海科学技术出版社,2024.

[18] 陈薇薇,黄慧萍.名中医苏晓学术传承集[M].上海:上海科学技术出版社,2024.

[19] 张令悦,苏励.中药组方治疗系统性红斑狼疮的临床研究进展[J].中成药,2025,47(1):170-174.

[20] 张昕,赵盛楠,冯学兵.中国系统性红斑狼疮的诊治现状及挑战[J].诊断学理论与实践,2024,23(3):257-262.

[21] 阿古达木,陈薇薇,姚重华,等.从阴虚论治系统性红斑狼疮研究进展[J].辽宁中医药大学学报,2021,23(6):144-149.

[22] 陈薇薇,黄慧萍,苏晓,等.多脏器累及的重症系统性红斑狼疮1例[J].疑难病杂志,2020,19(5):519-520.

[23] 黄慧萍,苏晓.针药合治系统性红斑狼疮激素性股骨头无菌性坏死15例临床观察[J].江苏中医药,2017,49(6):54-55.

[24] 苏晓,沈丕安.系统性红斑狼疮的药食忌口[J].上海中医药大

学学报,1998(2):43-44.

[25] 田新平,赵久良,李梦涛,等.《2022中国系统性红斑狼疮患者生殖与妊娠管理指南》解读[J].协和医学杂志,2023,14(3):504-513.

[26] 蒲才秀,漆洪波,陈真.2023美国母胎医学会系统性红斑狼疮合并妊娠的咨询建议解读[J].实用妇产科杂志,2024,40(3):199-203.

[27] 李卫朋,谢冠群.《黄帝内经》对系统性红斑狼疮饮食调护的启示[J].浙江中医药大学学报,2023,47(12):1490-1494.

附图 系统性红斑狼疮常见临床症状

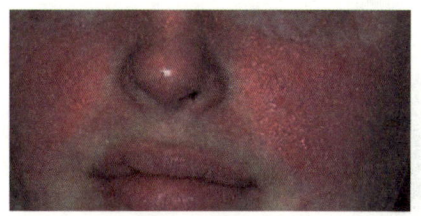

附图1 蝶形红斑

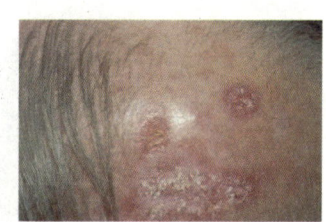

附图2 盘状红斑

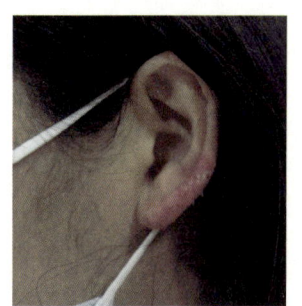

附图3 耳郭冻疮样红斑

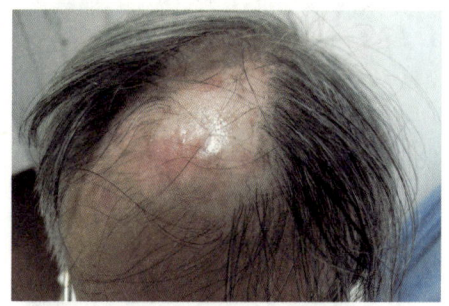

附图4 盘状红斑和脱发

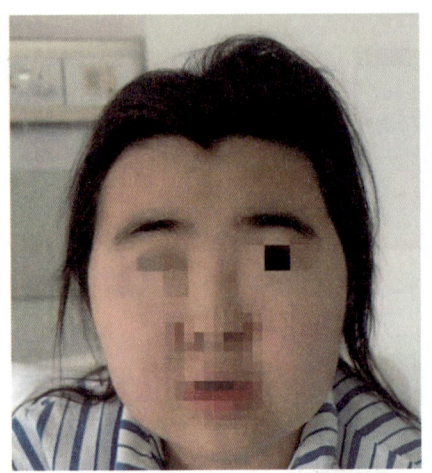

附图5 狼疮发

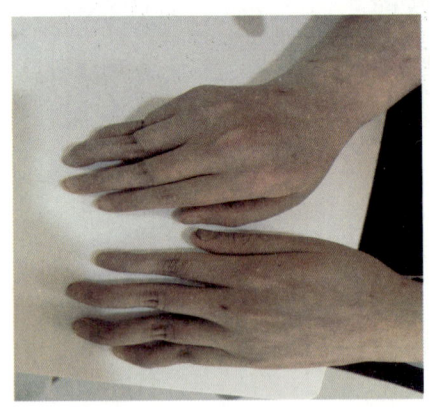

附图6 Jaccoud样关节病